New Medical Management

いちばんやさしい

調剤報酬請求事務超入門

最新2024年版

医療コンサルタント
日本医療報酬調査会 水口錠二 Joji Mizuguchi

ぱる出版

まえがき

●2024年の〝調剤報酬の改定ポイント〟をチェック！

Q1　2024年4月の診療報酬改定で、「調剤報酬」で大きく変わった点はありますか？　改定ポイントを教えてください。

A　調剤報酬は2年に1回改定されます。さらに保険診療で使用する薬剤を医療用医薬品といいますが、この薬剤の価格は1年に1回改定されます。2024年4月はこの改定年度になりますが、全体の改定率は次のようになっています。

◎診療報酬　＋0.88%（2024年6月1日施行）

各科改定率　医科　＋0.52%

歯科　＋0.57%

調剤　＋0.16%

1　看護職員､病院薬剤師､その他の医療関係職種（下記※に該当する者を除く）について、2024年度（令和6）にベア＋2.5%、2025年度（令和7）にベア＋2.0%を実施していくための特例的な対応＋0.61%

2　入院時の食費基準額の引上げ（1食当たり30円）の対応（うち、患者負担については原則、1食当たり30円。低所得者については所得区分等に応じて10円～20円）　プラス0.06%

3　生活習慣病を中心とした管理料、処方箋料等の再編等の効率化・適正化▲0.25%

4　1～3以外の改定分　＋0.46%

（※40歳未満の勤務医師、勤務歯科医師、薬局の勤務薬剤師、事務職員、歯

科技工士等に従事する者の賃上げに資する措置分（＋0.28％程を含む）

◎薬価等

① **薬価▲0.97％**（2024年4月1日施行）

② **材料価格▲0.02％**（2024年6月1日施行）

今回の改定は、調剤薬局にとっては厳しい改定といえます。保険調剤薬局の売上の中で最も大きいのは**薬剤料ですが、今回の改定では引き下げられています**。実際の経営には薬科差益と呼ばれる、薬剤の購入価格と販売価格の差額が大きく影響します。**販売価格が引き下げられたということは、薬科差益も減少する可能性が高いといえます。**

調剤報酬本体では、薬局職員の賃上げを実施することを踏まえ、調剤基本料の引上げがおこなわれました。しかし、地域支援体制加算は各区分で7点ずつの引き下げのほか、算定要件が強化されました。また､在宅業務においても体制評価が大幅に見直されました。かかりつけ機能を発揮し、最適な薬学的管理をおこなうこと。多様な在宅医療のニーズに対応することが求められています。

Q 2　調剤報酬請求事務をこれから学ぶ人のための〝学習ポイント〟について教えてください（初級・中級・上級レベルで身につけたい知識について）。

A　調剤報酬は保険調剤薬局の収入の多くを占めるため、保険調剤薬局に勤務する薬剤師や事務職員は調剤報酬に精通し、算定漏れを起こすことなく正しい請求をおこなう必要があります。以下はあくまでも目安ですが、学習の進め方の参考にしていただければと思います。

●初級レベルで身につけたい知識とは

①各種保険に関する知識……保険に関する知識は窓口業務をおこなう上で必須といえます。主保険と呼ばれる健康保険や国民健康保険等に加えて、生活保護法に関係する医療扶助などの公費負担医療についての知識にも精通する必要があります。

②調剤報酬の基本的項目……調剤報酬は、調剤技術料・薬学管理料・薬剤料・特定保険医療剤料料によって構成されています。各項目の基本的な名称と算定の原則について理解する必要があります。

●中級レベルで身につけたい知識とは

①調剤報酬各項目の加算……調剤報酬には状況に応じて多くの加算が設定されています。処方箋を持参した患者の年齢、処方箋を受け付けた時間、後発医薬品などの取り扱いに関して、調剤した薬剤によって、各調剤薬局の届け出状況によって等かなり多岐に渡ります。実務で調剤報酬算定に携わる方はこのような項目についても理解する必要があります。

●上級レベルで身につけたい知識とは

①保険制度のさらなる理解……保険制度には、各市区町村で定めているものも多くあります。勤務する保険調剤薬局の周辺の市区町村の制度については各自で確認しておきましょう。

②自動算定しない項目の理解……ほとんどの保険調剤薬局では診療費を計算する専用のコンピュータを使用しています。受け付けた処方箋の項目を入力すると、自動的にコンピュータが判断して算定してくれる項目を自動算定項目といいます。それに対して、入力者の判断で入力しないと算定漏れを起こす調剤報酬も多くあります。上級レベルとしてはこの部分についても十分に理解し、調剤報酬明細

書の作成や点検をおこなうことが望まれます。

③返戻や減点等の対応……調剤報酬明細書を作成し、支払基金や国保連合会に提出した後、返戻や減点という措置をされる場合があります。上級者としては、このようなことに対し適切に判断し処理をおこなうことが求められます。

Q３　自分の実力を客観的に把握したいので、検定試験を受けたいと思います。どんな検定試験がありますか？

A　調剤報酬算定を担当する職員には、医師や薬剤師のような国家資格は制度化されていません。しかしながら、調剤報酬や関係法規はかなり専門性が高く、専門的な学習をしていないと、日常業務に対応していくことはできません。したがって、一定水準以上のスキルを持った方を採用する傾向があります。

このような背景から、多くの教育機関が何かしらの検定試験を目標に講座を進めています。先にも述べたように、基本的には国家資格ではなく民間団体が認証するものになり、各団体によって、出題範囲や難易度は異なります。何を受験するかは各自の判断になりますが、著者も関係している一般社団法人日本医療報酬調査会においても調剤事務検定試験を実施しており、毎年、多くの方が受験されています。本書を学習した方でも、受験することが可能なので、ご興味のある方は是非チャレンジしてみるのもいいでしょう。

2024 年 6 月

一般社団法人 日本医療報酬調査会 理事　水口錠二

contents

第3章 【超入門講義】はじめての調剤報酬の算定・実践編！

第4章 薬学管理料とはなにか

第5章 薬剤料・特定保険医療材料料

第6章 レセプトができるまでの流れ

第7章 実践力アップ！練習問題に挑戦してみよう

第1章

調剤報酬ってなに?

1 保険調剤薬局ってなに？

◎調剤業務をできるのが保険調剤薬局

保険薬局とは、健康保険法に基づく療養の給付の一つとして、保険調剤業務をおこなう施設のことをいいます。

病院や診療所（＝医院やクリニック）の医師が、患者の投薬に際して処方せんを交付した際（院外処方といいます）、処方せんを受け取った患者様は保険調剤薬局に持って行きます。

処方せんを受け取った保険調剤薬局では処方せんに基づき調剤をおこないますが、この調剤業務を担当できるのが保険調剤薬局といいます。

薬剤に関する施設としてはドラッグストアなどもありますが、薬局の許可を取っていない施設では薬剤師が勤務していても医師の交付した処方せんを取り扱うことはできなくなっています。

薬局の許可を取っていないドラッグストアなどでは一般用医薬品（いわゆる大衆薬）の販売が認められています。最近では、スイッチＯＴＣ薬といい従来は医師の処方が必要であった薬剤が、一般用医薬品としてドラッグストアなどで購入できるものが増加しています。

2022年度（令和４年）、衛生行政報告例の概要によると、薬局数は６万2375か所となっており、前年度と比較し584か所増加しています。

② 調剤業務をおこなうには薬剤師の免許が必要

◎薬剤師免許の取得後、保険薬剤師の登録が必要

病院や診療所又は調剤薬局で、保険調剤業務をおこなうためには当然のこととして薬剤師免許が必要になります。

２００６年より薬学部は６年課程になりましたが、保険調剤をおこなうにはこのような薬学部に進学しその後、薬剤師国家試験に合格する必要があります。

では、薬剤師の国家資格に合格して免許を取得すれば保険調剤がおこなえるのかというとそうではありません。

薬剤師免許を取得後、保険薬剤師の登録が必要になります。保険薬剤師の登録には各都道府県所管の厚生局に申請をします。保険薬剤師登録証が発行された後、講習等に出席する必要があります。

2022年（12月31日現在）厚労省発表の『令和４（2022）年「医師・歯科医師・薬剤師統計」の概況』によると、2020年度末時点の薬剤師の届出は、32万3690人で、そのうち58.9％が薬局で働いています。

③【薬局薬店の専門資格】登録販売者とは

◎一般用医薬品のうち第二類・第三類医薬品を販売できる資格

登録販売者とは、２００９年６月１日より施行されている資格です。各都道府県がおこなう試験に合格すると資格を得ることができます。薬事法の一部改定で新設された注目度の高い資格といえます。

登録販売者の有資格者が販売できる医薬品は一般用医薬品のうち第二類医薬品（指定第二類含む）及び第三類医薬品に限られています。

●参考例・令和５年度東京都登録販売者試験実施結果

・受験予定者数（人）	4,728 人
・受験者数（人）	3,729 人
・合格者数（人）	1,639 人
・合格率（%）	44.0%

※東京都福祉保健局ホームページより

4 後発医薬品（ジェネリック医薬品）とはなにか

◎特許が切れた医薬品と有効成分等が同じ医薬品、薬価が安い

最近はテレビＣＭなどでも目にすることが多くなったと思います。後発医薬品とは特許（概ね２０年、５年の延長あり）が切れた医薬品（保険薬）と有効成分等が同一の医薬品を、他の製薬メーカーが製造し販売された医薬品をいいます。

一般的には、ジェネリック医薬品と呼ばれています。厚生労働省ではジェネリック医薬品の普及を進めていますが、先進諸国と比較してまだまだ定着していない状況にあります。

●後発医薬品例

一般名	製品名／薬価	後発医薬品／薬価
ロキソプロフェンナトリウム	ロキソニン錠／10.10円	ロキソプロフェンナトリウム60mg／9.80円

5 保険薬とはなに？

◎病院や診療所では厚労省が定めた医薬品以外は使用できない

病院や診療所などは厚生労働省が定めた医薬品以外は使用することができないと規定されています。

薬剤の単価についても厚生労働大臣によって定められています。このような薬剤のことを保険薬と呼んでいます。

保険薬を収載したものを薬価基準といいますが、医療機関や薬局には必ず置かれている書籍です。

事務系の職員は薬剤名（商品名）や薬価以外にも適応疾患などが記載されている書籍を業務上活用することが多く見られます。皆さんも医療機関や薬局で勤務される場合は、自分用の薬価基準を購入されることをお勧めします。

●薬価基準制度の基礎

薬価基準とは? →

・ 医療保険から保険医療機関や保険薬局に支払われる際の医薬品の価格を定めたもの
・ 薬価基準は中医協がとりまとめた「薬価算定の基準」に基づき、厚生労働大臣が告示
・ 薬価基準で定められた価格は、医療機関や薬局に対する実際の販売価格を調査し、その結果に基づき定期的に改定する

第2章

調剤事務をする上で欠かせない保険制度の基礎知識

1 医療保険制度とはなにか

◎保険診療と自費診療

私たちが病気やケガをした場合、誰もが等しく一定の医療を受けることができます。

これは、すべての国民が何らかの医療保険に加入しているからです。このように、誰でも保険で診療を受けられる、医師にかかることができるという制度が、『医療保険制度』です。

◎保険診療と自費診療

国民皆保険制度下の日本では、国民は『社会保険』、『国民健康保険』のいずれかの保険（医療保険）の適用を受けています。

この他に、特定の病気を対象としたもの等、国または地方自治体がおこなう『公費負担医療』があります。

これらの医療も、すべて医療保険に準じておこなわれており、その意味では国民医療であり、『保険診療』ということができます。

この保険制度のもとでは、ケガや病気をしたときに『保険証』（被保険者証）を窓口に提示すると、医療（診療）費の一部を支払うだけで、保険診療を受けることができます。

『保険証』にはいくつかの種類があります。

たとえば、社会保険（職域保険）に加入している本人が受診した場合、現行の制度では本人が支払う一部負担金は３割とされているため、仮に診療費が 10,000 円であったとすれば、窓口では、3,000 円を支払えばよいということになります。

社会保険加入の場合

診療費 ＝ 本人負担 ＋ 保険負担

10000円 ＝ 3000円 ＋ 7000円

ということになり、『保険証』を持っていくことによって、診療費の本人負担が少なくなります。

しかし、健康診断などによる診療、あるいは保険証を忘れて診療を受けた場合などは、自費診療すなわち『自由診療』費となり、この場合は、診療費全額を患者本人が負担することになります。

2 調剤報酬の支払いのしくみ

◎請求先とお金の流れ

◎支払基金と国保連合会

社会保険診療報酬支払基金（支払基金）は、各都道府県ごとにそれぞれ事務所がありレセプトの審査や支払いの処理がおこなわれています。保険調剤薬局では、所在地のある各都道府県の支払基金へ社会保険分のレセプトを一括して提出します。

国民健康保険の場合は、国民健康保険団体連合会（国保連合会）が各都道府県ごとに設置され、支払基金同様の機能を果たしています。

◎審査機関としての役割

支払基金と国保連合会は、審査機関としての役割を果たします。

保険調剤薬局から提出されたレセプトは、保険者番号、記号番号、療養担当規則等との照合をします。

そして内容が妥当であるかどうか、不明点がないか、点数の算定に誤りがないかどうか等を審査します。

保険調剤薬局へ診療報酬の支払いがされるのは、審査終了後保険者に提出され認められれば保険者から審査機関に支払い代行され保険調剤薬局に入金されます。

●調剤報酬支払いのしくみ（請求のしくみとお金の流れ）

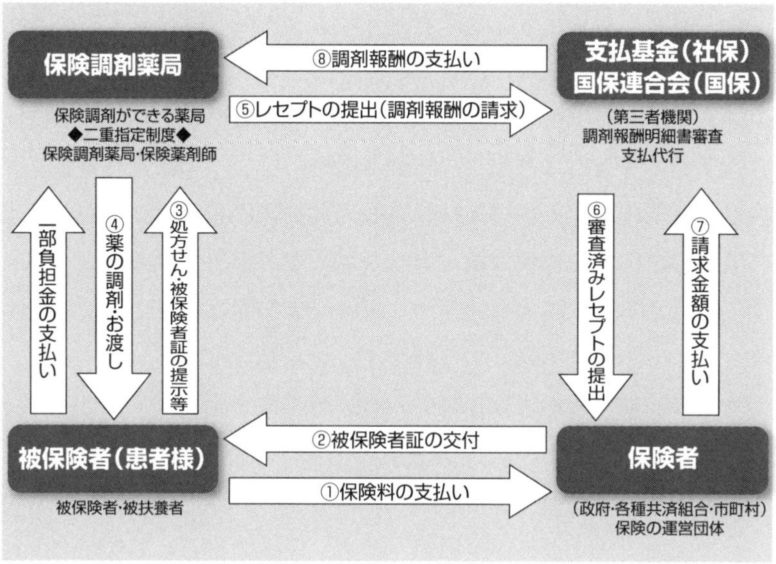

レセプトの法定提出期限は、支払基金（社保）・国保連合会（国保）ともに毎月10日と定められています。

◎保険者

法律に定められている医療保険の運営団体です。保険者は保険料を集め被保険者証を発行し給付をおこないます。

上の図「調剤報酬支払いのしくみ」について見てみましょう。

①保険料の納入

保険者に保険料を納めます。保険料を支払う人のことを被保険者といい、本人ともいいます。

被保険者に対して被保険者の収入により生計を維持している人の事を被扶養者といいます。

社会保険（職域保険）の保険料は給与から天引きされる源泉徴収方式です。保険料は標準月額報酬（給料）によって決まり事業主と折半し被保険者のみ納め被扶養者の人数は関係なく同じ保険料です。

国民健康保険（地域保険）は世帯単位で保険料が決まり加入者が個人納付する直接納入方式です。国民健康保険は世帯全員が被保険者となるので被扶養者という概念ではなくなります。

ただし、納付通知書は世帯主の名前で届きます。

②被保険者証の交付

被保険者（患者様）が保険料を納入した証明書として保険者は被保険者証（保険証）を交付します。

③処方せんの提出、被保険者証の提示

院外処方の場合、保険医療機関で受診し処方せんが交付された場合、保険調剤薬局に処方せんと被保険者証を窓口で提出、提示します。

保険医療機関は特定の薬局に誘導してはいけないという決まりがあります。

④薬の調剤・受渡し・一部負担金の支払い

処方せんに基づいて保険薬剤師が調剤をおこない、受渡しの際、薬剤の説明をします。薬を貰い一部負担金を支払います。

⑤レセプトの提出

保険調剤薬局は患者様が支払う一部負担金の残りの部分（保険給付分）を毎月１ヶ月分をまとめて保険者に請求します。この請求書の事をレセプト（調剤報酬明細書）といい、レセプトを作成し第三者機関（審査支払機関）に提出（請求）をし、審査を受けます。問題があれば第三者機関から保険調剤薬局にレセプトが戻されます（返戻《へんれい》といいます）。

保険者番号、記号・番号、性別、氏名等が間違っていた場合等が返戻対象です。

⑥審査済みレセプトの提出

問題がなければ第三者機関で審査済みのレセプトが各保険者に送られます。

⑦請求金額の支払い

保険者で更にレセプトのチェックがなされ問題がなければ請求金額が第三者機関に支払われます。

問題があれば、問題の部分の点数分を減らされたりします。

⑧調剤報酬の支払い

第三者機関から各保険調剤薬局に支払いがおこなわれます。

③ 調剤薬局の仕事とは

◎調剤薬局の日常業務に加えて、請求書作成業務をおこなう

◎調剤報酬とは

保険調剤した費用は、調剤報酬といいます。調剤報酬は、厚生労働大臣が定めた調剤報酬点数表から計算します。これは各調剤行為が点数化されて記載されていて、1点10円として金額に換えるよう計算します。この業務は調剤事務の日常業務としておこないます。

2章①で説明した、社会保険で受診した際に支払う本人負担（3割負担）以外の保険負担部分はどうなるのでしょうか。医療機関は患者から徴収していない、残りの診療費7,000円を保険の運営団体である国や市区町村、保険組合などに請求して支払いを受けます。

この調剤報酬請求は処方せんをもとにして作成します。ただし、この請求（「調剤報酬明細書」または「レセプト」という）は、書式や記入法を学ばなければ作成が困難です。毎月10日までに、1か月分をまとめて患者1人につき医療機関ごとに1枚ずつ作成しなければなりません。この枚数（作成するレセプトの枚数は各月の受付枚数により異なります）は保険調剤薬局によって異なります。

保険調剤薬局ではこのような請求書を作成する前に、次頁のような受付から会計までの流れを『日常業務』としておこなっています。このような『日常業務』に加えて、月末から月初にかけて請求書作成業務いわゆる『レセプト業務』をおこなうことになります。

●保険調剤薬局の実務

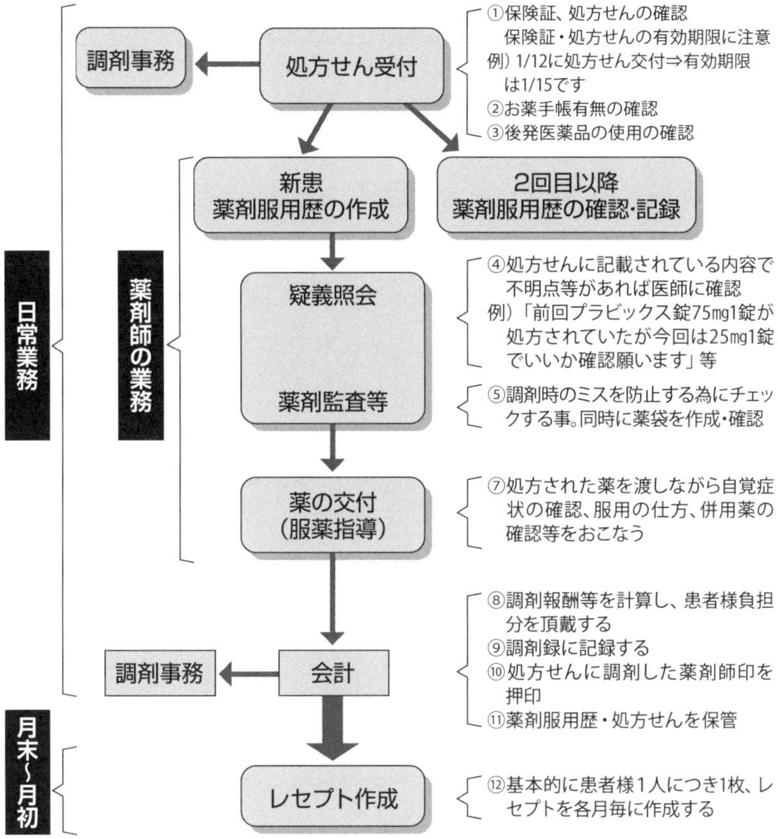

*薬剤服用歴＝カルテと同じで患者様毎の処方内容や指導内容を記録してあるもの
*調剤録＝点数の内訳や負担金を記録したもの

参考

保険調剤薬局で扱う書類には保管期間が定められています
- ・処方せん……………………調剤が完了した日から3年間
- ・調剤録………………………最終の記入の日から3年間
- ・薬剤服用歴…………………最終の記入の日から3年間

*生活保護法（更正医療）等は処方せんの保存期間は5年間です

4 調剤事務と調剤報酬請求事務

◎調剤事務の増大、複雑化にともなって分化が進む

調剤事務とは、調剤に伴う特殊な事務処理のことをいいます。

その中でも特に、保険調剤に関する計算および請求書（調剤報酬明細書またはレセプト）を作成する仕事を**『調剤報酬請求事務』**と呼んでおり、調剤薬局の事務の仕事の中で最も重要な仕事のひとつになっています。

昭和36年の国民皆保険制度の実施以来、調剤事務の仕事量が増大、内容も複雑化しました。

その結果、調剤事務の専門的な分化が進み、その確立は、医療界だけでなく、関係する各方面からも切望されるようになったのです。

このような調剤事務の専門分化の確立により、薬剤師は調剤や服薬指導に専念することができ、その結果として医療の質の向上につながりました。

そして、患者一人ひとりへの、より良い医療の提供が可能になりました。

●なぜ、調剤事務には高い専門性が求められるのか

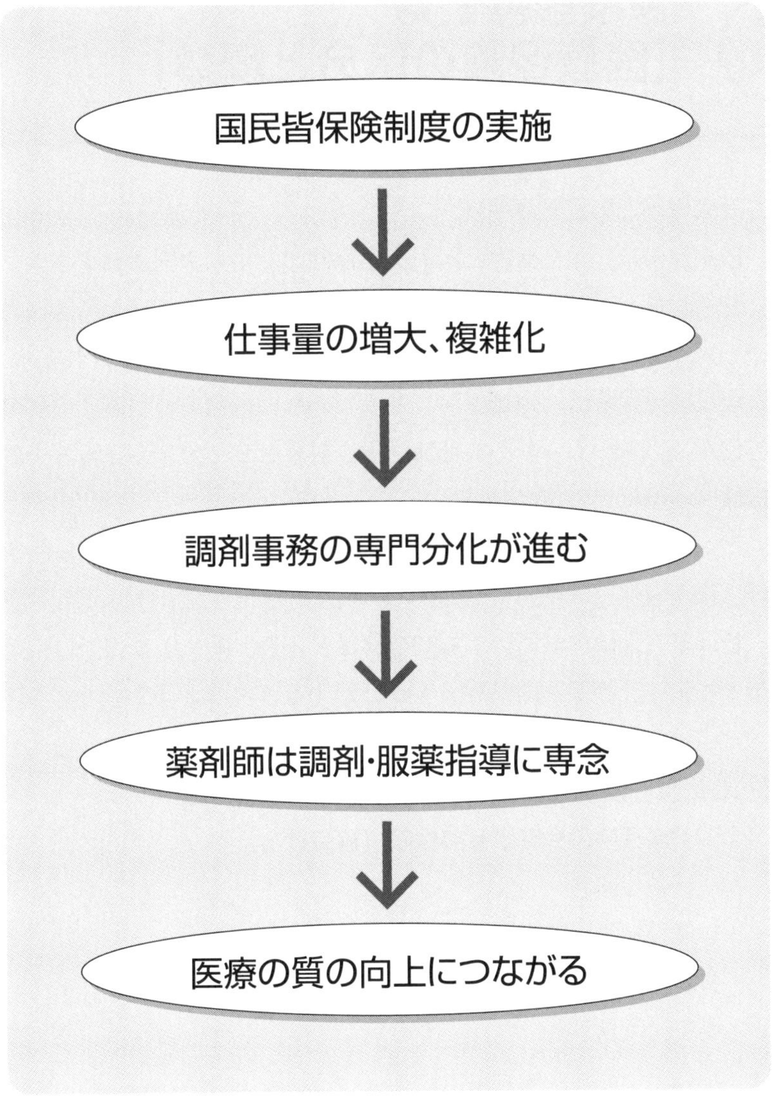

5 保険診療とは【医療保険の区分と種類】

◎現行の保険制度は後期高齢者制度の創設など多岐にわたる

◎社会保険と国民健康保険

医療保険は、社会保険と国民健康保険の２つに大別されます。

社会保険は「職域保険（＝被用者保険）」ともいわれ、職場に勤める人々を対象としており、通常「社保（＝医保）」と呼ばれます。

国民健康保険は「地域保険」ともいわれ、自営業の（農業や商業を営んでいる）人々や一般地域住民を対象としており、通常「一般国保（＝国保）」と呼ばれます。

また、同業者が組織して運営団体を作っている、国民健康保険組合「組合国保（＝特国）」などもあります。

給付率（保険者が給付する割合）は、各種保険により若干の相違があります。社保と国保を大きく分類すると次のようになります。

【社会保険…職場に勤める人を対象とする職域保険】

①全国健康保険協会管掌健康保険（協会けんぽ）

・一般被保険者

・日雇特例被保険者

・日雇特例・特別療養費

・船員（業務外）

・船員（下船後３ヵ月以内）

②健康保険組合、自衛官など

③共済組合

・国家公務員

・地方公務員

・私学など

【国民健康保険…自営業など、また、一般地域住民を対象とする地域保険】

④一般被保険者

・市町村国保

・国保組合

◎保険者番号の構成

保険証には保険者番号と呼ばれる8桁または6桁の数字が記載されています。

①社会保険・国民健康保険・後期高齢者医療の場合

・法別番号：最初の頭2桁のことをいい、各医療保険の管掌毎に定められています。

・都道府県番号：保険者の所在地を示し、47都道府県毎に定められています。

・保険者番号：各保険者に与えられた番号です（後期高齢者医療証は市区町村番号）。

・検証番号：誤記入をチェックするための番号で、法則に従って計算してあります。

★社会保険の場合

0	1	2	7	0	0	1	6
法別番号		都道府県番号		保険者番号			検証番号

国民健康保険は法別番号がないので６桁ですが、法別番号67の退職者医療の保険証があるので社会保険と間違えないように注意しましょう。

★国民健康保険の場合

1	4	0	1	4	5
都道府県番号		保険者番号			検証番号

★後期高齢者医療の場合

3	9	1	4	1	1	7	1
法別番号		都道府県番号		市町村番号			検証番号

法別番号表-その①

<table>
<tr><th colspan="3">制度名</th><th rowspan="2">法別
番号</th><th rowspan="2">制度の
略称</th></tr>
<tr><th>法律</th><th colspan="2">区分</th></tr>
<tr><td>健康保険法</td><td colspan="2">全国健康保険協会管掌健康保険
(日雇特例被保険者の保険を除く)</td><td>01</td><td>(協会)</td></tr>
<tr><td>船員保険法</td><td colspan="2">船員保険</td><td>02</td><td>(船)</td></tr>
<tr><td rowspan="3">健康保険法</td><td rowspan="2">日雇特例
被保険者の
保険</td><td>●一般療養
(法第129条、
第131条及び
第140条関係)</td><td>03</td><td>(日)</td></tr>
<tr><td>●特別療養費
(法第145条関係)</td><td>04</td><td>(日特)
又は、
(特)</td></tr>
<tr><td colspan="2">組合管掌健康保険</td><td>06</td><td>(組)</td></tr>
<tr><td>防衛庁職員給与法</td><td colspan="2">自衛官等の療養の給付
(法第22条関係)</td><td>07</td><td>(自)</td></tr>
<tr><td>国家公務員
共済組合法</td><td colspan="2">国家公務員共済組合</td><td>31</td><td rowspan="5">(共)</td></tr>
<tr><td rowspan="3">地方公務員
共済組合法</td><td colspan="2">地方公務員等共済組合</td><td>32</td></tr>
<tr><td colspan="2">警察共済組合</td><td>33</td></tr>
<tr><td colspan="2">公立学校共済組合</td><td rowspan="2">34</td></tr>
<tr><td>私立学校教職員
共済組合法</td><td colspan="2">日本私立学校振興・共済事業団</td></tr>
</table>

法別番号表-その②

<table>
<tr><th colspan="2">制度名</th><th rowspan="2">法別番号</th><th rowspan="2">制度の略称</th></tr>
<tr><th>法律</th><th>区分</th></tr>
<tr><td>健康保険法</td><td>特定健康保険組合</td><td>63</td><td rowspan="6">(退)</td></tr>
<tr><td>国家公務員共済組合法</td><td>国家公務員等特定共済組合</td><td>72</td></tr>
<tr><td rowspan="3">地方公務員共済組合法</td><td>地方公務員特定共済組合</td><td>73</td></tr>
<tr><td>警察特定共済組合</td><td>74</td></tr>
<tr><td>公立学校特定共済組合</td><td rowspan="2">75</td></tr>
<tr><td>私立学校教職員共済組合</td><td>日本私立学校振興・共済事業団</td></tr>
</table>

＊63は特例退職被保険者、72～75は特例退職組合員に関わる法別番号。

制度名	区分	法別番号	制度の略称
国民健康保険制度	国民健康保険法による退職者医療	67	

制度名	区分	法別番号	制度の略称
後期高齢者医療制度	75歳以上および65歳以上の寝たきりの方	39	(高)

＊70才～74才は各保険（国保、社保）に加入。

◎全国健康保険協会管掌健康保険と組合管掌健康保険（法別番号 協会01 組合06）

協会管掌健保（健康保険は健保と略されることもあります）は、従業員数が、常時５人以上の個人事業所（法人事業所は従業員数に関係なく適用）に雇用される人とその家族が対象となります。

保険者は全国健康保険協会であり、都道府県ごとに支部があります。

健保組合は、従業員が常時700人以上の民間大規模事業所に雇用される人とその家族が対象となります。それぞれ健康保険組合が保険者であり、保険事務も管轄します。

◎日雇特例被保険者の保険（法別番号 一般療養03 特別療養費04）

日雇特例被保険者の保険は、一般の事業所または失業対策事業、公共事業などをおこなう事業所で、日雇いで雇用される人や、２か月以内の期間を定めて雇用される人、また季節的業務に雇用される人々およびその家族が対象になります。

医療給付を受けるためには、一定の期間に決まった保険料を支払わなければなりません。法別番号03の一般療養は、受診前１か月（または引き続く２か月）に26日分以上、または６か月に78日分以上の保険料が納付済みである者が対象となります。

法別番号04の特別療養費は、初めて被保険者手帳の交付を受けた者および一般療養の条件に満たない者が対象となり、一定の期間に限って給付が受けられます。保険者は全国健康保険協会で、各都道府県支部が窓口となっています。

◎船員保険（法別番号02）

船員保険は船舶職員のための保険です。

陸上の一般労働者のための健康保険、厚生年金保険、雇用保険、労働者災害補償保険が対象としているすべてを「給付の対象」としています。

保険者は全国健康保険協会となり、2010年1月より新たな職務上の傷病の患者は労災保険に移行されます。

被保険者は船員法第1条に規定する船員として船舶所有者に雇用されている者が対象です。

なお、総トン数5トン未満の船舶、湖や川または港内のみを航行する船舶、および政令の定める総トン数30トン未満の漁船は含まれません。

◎共済組合（法別番号31～34）

共済組合は、国家公務員（31)、地方公務員（32)、警察職員（33)、公立学校教職員（34)、私立学校教職員（34）とその家族が対象となります。

保険者はそれぞれの共済組合です。

◎自衛官（法別番号07）

自衛官、予備自衛官、自衛隊病院勤務者、防衛大学生、各駐屯部隊隊員などが被保険者です。

保険者は各地の駐屯部隊になります。

ただし、被保険者の家族は、国家公務員共済組合（防衛庁共済組合）（法別番号31）の被扶養者の扱いとなります。

◎国民健康保険と国民健康保険組合（法別番号なし）

社会保険に加入していない人は、国民健康保険に加入することになります。

農業、林業、漁業を個人で営んでいる人、旅館、飲食店、寺社などを自営している人など地域住民が、市区町村のおこなう国民健康保険の被保険者です。

国民健康保険組合とは、医師、歯科医師、薬剤師、浴場業者、弁護士、税理士、大工・左官業などの同種の仕事を単位として設立した組合のことをいいます。

ただし、国民健康保険組合は、300人以上の同種の事業であり、市区町村がおこなう国民健康保険事業に支障がない場合に限って設立が認められます。現在では、ほとんど認められていません。

◎退職者医療制度（法別番号67）

サラリーマンの退職者とその家族のための制度で2008年３月に廃止されていますが、2014年までの間における退職被保険者が65歳になるまでは存続しており、以降は廃止予定です。

厚生年金保険などの被用者年金の老齢（退職）年金を受けられる人が退職した場合に、本人およびその家族は、国民健康保険の退職被保険者として退職者医療制度の適用を受けられます。

社会保険（健康保険）の保険者からの拠出金と退職被保険者の保険料が財源となり、制度を運営しています。

◎後期高齢者医療制度（法別番号39）

2008年の医療改定で設置された法律です。75歳以上の方および65歳以上の寝たきりの方（障害認定日より該当）の医療保険制度です。

75歳以上とは75歳の誕生日から該当します。負担割合は原則１割または一定以上の所得者は２割（現役並み所得者は３割）となり、標準負担額は協会管掌保険と同じです。

6 社会保険の保険料は給与によって異なる

◎保険料と給付率

◎保険料

社会保険の保険料は被保険者の給与に応じて決められており、給料から天引きされています。

一般保険料は、標準報酬月額という何段階かの基準が設けられ、給料がどの段階に相当するかによって保険料を定める方法が採られています。

保険料は、法律によって事業主と被保険者がそれぞれ半額ずつ負担し合うことになっています。

ただし、健康保険組合の場合には、組合の規定によって負担する割合を変更することもできます（なお、日給の日雇保険は別の方法になっています）。

国民健康保険の保険料は、世帯単位で決められます。世帯主の前年度の所得額や固定資産税などに応じて決められた額と一世帯につき平等に定められた額、世帯一人当たり均等に定められた額などを合算したものが、保険料となります。保険料は市区町村の役所の窓口に納めます。

また、国民健康保険は被保険者の納める保険料とは別に国からの補助があり、市区町村も保険料を負担します。ただし、市区町村によって負担する制度や額が異なる場合があります。

◎給付率

給付率とは、被保険者や被扶養者の医療にかかる費用のうち、保険者が負担する割合のことです。

◎医療給付（療養の給付）と現金給付

医療給付（療養の給付）とは、現物給付ともいいます。

病気やケガに対して、（業務上や通勤災害以外）実際にかかる医療費の一部を支払うことで、必要な療養を受けられることを指しています。

医療そのものを給付されるから、現物給付なのです。

現金給付とは、患者自身が医療機関に直接現金で支払った費用を、後で現金で給付されることをいいます。これは、療養費払い、または償還払いと呼ばれ、健保組合などから手当として支給を受けたり、診療費の払い戻しを受けられる制度です。

傷病手当金、分娩費、育児手当金、埋葬料等の他に、保険証を忘れて自費診療を受けた場合もこれにあたります。

7 保険調剤薬局と保険薬剤師

◎指定を受けていない保険薬局、登録されていない薬剤師は保険調剤はできない

通常の保険は、保険者と被保険者（保険加入者）間で運営されています。医療にかかわる健康保険では、さらに医療機関や調剤薬局が、その間に加わります。火災保険などは加入者が災害に遭った場合、保険者から直接現金が支払われます。健康保険では、被保険者の病気やケガを治すことを目的としているため、医療機関が治療費という形で保険者からの給付を受けることになるのです。保険診療をおこなうには、医療機関は、保険診療を扱う機関として厚生労働大臣の指定が必要です。指定の有効期限は６年間で、６年ごとに再指定（更新）が必要です。届出は所在地の地方厚生（支）局長におこないます。

健康保険で指定された病院･診療所を『保険医療機関』、登録された医師を『保険医』といいます。同様に健康保険で指定された薬局を『保険薬局』といい登録された薬剤師を『保険薬剤師』と呼んでいます。

変更事項がなければ（管轄の局が同じ場合、勤務地が変わっても手続不要）更新等は不要ですが、住所や名前が変わった場合には届出（異動届）が必要となります。この指定方式、登録方式が『二重指定制度』と呼ばれているものです。指定を受けていない保険薬局、登録されていない薬剤師が、保険調剤をおこなうことはできません。『保険調剤薬局』『保険薬剤師』は、 特別な手続きをすることなく医療保険各法の保険調剤を担当することができます。

8 保険調剤の範囲

◎保険薬局及び保険薬剤師療養担当規則に定められている

保険調剤とは、医療保険制度による調剤です。

『保険薬局及び保険薬剤師療養担当規則（以下、薬担規則）』は、保険薬局と保険薬剤師がおこなう保険調剤の範囲を決めたもので、これに則って、調剤行為をおこなわなければなりません。

薬担規則では次のようなことが定められています。

◎「保険薬局及び保険薬剤師療養担当規則」に定められている項目

- 療養の給付の担当の範囲
- 療養の給付の担当方針
- 適切な手続きの確保
- 健康保険事業の健全な運営の確保
- 掲示
- 処方せんの確認
- 要介護被保険者等の確認
- 患者負担金の受領
- 領収書の交付
- 調剤録の記載及び整備
- 処方せん等の保存
- 通知

- 後発医薬品の調剤
- 調剤の一般的方針
- 使用医薬品
- 適正な費用の請求の確保
- 読替規定　など

コラム　薬局の儲けのしくみはどうなってるの？

調剤薬局の収益はどのようになっているのでしょう。保険調剤を取り扱う保険調剤薬局の収入の大半は医療機関から発行される処方せんによって得ています。厚生労働省が公表している第19回医療経済実態調査（法人薬局の場合）のデータでは95%近くが保険調剤による収入となっています。

いわゆる門前薬局（医療機関の傍にある薬局）ではその傾向が強く、郊外に開設されている薬局の方がやや比率が低下すると思われます。この保険調剤を調剤技術料（調剤基本料・調剤料・加算）、薬学管理料、薬剤料に分類して比率をみると、調剤技術料約22%、薬学管理料約4%、薬剤料約74%となっています。（処方せん1枚当たり調剤医療費の報酬内訳より）この数値で圧倒的に薬剤料の比率が高いことがわかります。保険調剤で調剤する薬剤は医療用医薬品といわれ厚生労働大臣にて薬価が定められています。各保険薬局や医療機関はこの単価で患者に販売することになります。

しかしながら保険調剤薬局や医療機関は定められている薬価で薬剤を製薬会社から購入するのではなくいわゆる卸価格での購入となります。この金額は各薬局や医療機関の取引実績なども関係することから一律ではありませんが、購入価格と販売価格の差が発生します。これを薬価差益と呼んでいますが、調剤薬局の儲けの一部にあたるものになります。昨今、この薬価差益も減少傾向にあり薬局の運営に大きな影響を及ぼしているのです。

9 公費負担医療制度とは

◎低所得者などの生活困窮者や特定疾患にかかっている人限定

医療保険制度には、医療保険（社保・国保）のほかに、低所得者のような生活困窮者や特定の疾患にかかっている人などに限定して、医療費の一部または全部を公費（国や地方公共団体の費用）負担する制度があります。

これを「公費負担医療制度」といいます。

◎公費負担医療の費用負担

公費負担医療の費用負担のパターンは３種類あります。

以下の表は医療保険の患者様負担割合が３割の場合です。

(1) 全額公費負担（全費優先）

医療費を全額公費で負担するため患者様の負担はありません。

例）①原爆援護法（認定疾病）
　　②戦病者特別援護法（公務上の障害）
　　③感染症法（新感染症）
　　④生活保護法（保険の資格がなくなり公費単独）等

公費100%

(2) 全額公費負担対象で医療保険優先（保険診療の自己負担相当額をすべて公費負担）

医療保険を優先して患者様の自己負担分を公費が負担します。

①結核入院医療
②精神保健福祉法（措置入院）
③生活保護法
④原爆援護法（一般疾病）
⑤感染症法（一・二類感染症）
⑥児童福祉法（療育医療）
⑦母子保健法
⑧特定疾病治療研究事業（認定疾病者）等

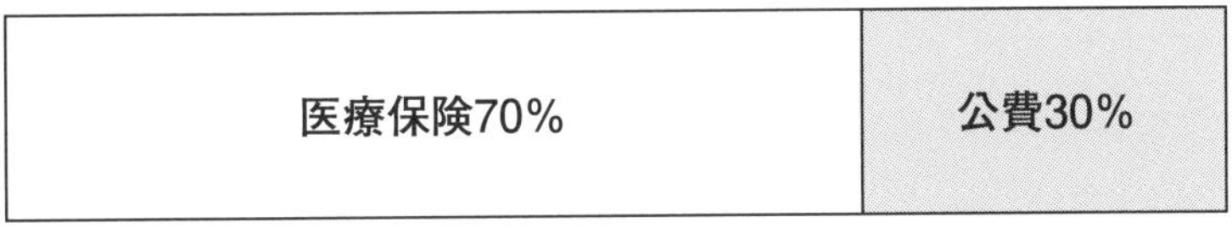

※所得に応じた負担がある制度もあります。

(3) 医療費の 100 分の 95 が公費負担対象で医療保険優先（5%が患者様負担。保険診療の自己負担相当額からその 5%を差し引いた残りの額を公費負担）

例）結核患者の適正医療

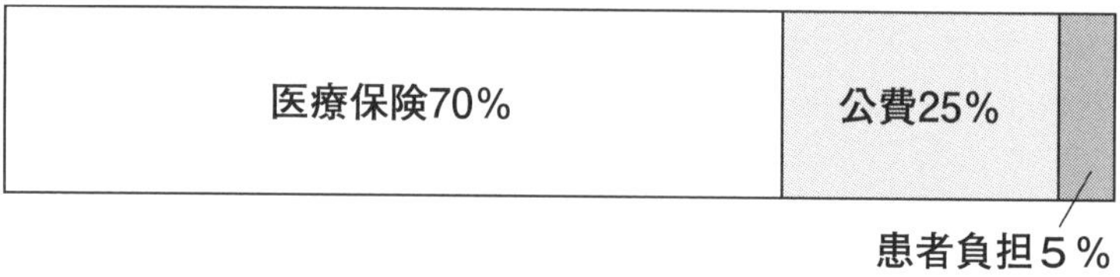

◎**公費負担者番号**

公費負担医療制度では対象者に「受給証」や「受診券」等の資格証に８桁の数字が記載されています。

この数字を公費負担者番号といいます。

➡８桁の内訳

・法別番号：最初の頭2桁のことをいい、公費の制度別（種類別）に定められています。

・都道府県番号：社保、国保等の場合と同様です。

・実施機関番号：各公費の担当の主管庁、福祉事務所等毎に定められたものです。

・検証番号：社保、国保等の場合と同様です。

★公費負担医療の場合

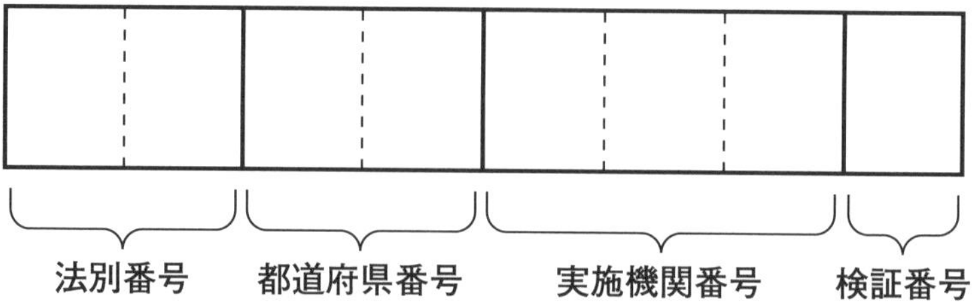

◎機関指定制

　法律によっては取扱い薬局の指定を受けなければならないものもあります。

・感染症法（法別番号10）＝結核指定医療機関（薬局）

・生活保護法（法別番号12）＝生活保護法指定薬局

・原子爆弾被爆者に対する援護に関する法律（法別番号18・19）＝原爆法12条・19条指定薬局

・母子保健法（法別番号23）＝母子保健法指定薬局

・戦病者特別援護法（法別番号13・14）＝戦病者特別援護法指定薬局

・障害者総合支援法（法別番号15・16・21）＝障害者総合支援法指定薬局

◎生活保護法（医療扶助）

　生活保護法では、第一条において次のように目的を規定しています。

「第一条　この法律は、日本国憲法第二十五条に規定する理念に基き、国が生活に困窮するすべての国民に対し、その困窮の程度に応じ、必要な保護を行い、その最低限度の生活を保障するとともに、その自立を助長することを目的とする。」

　保護には8種類の扶助（1.生活扶助、2.教育扶助、3.住宅扶助、4.医療扶助、5.介護扶助、6.出産扶助、7.生業扶助、8.葬祭扶助）があります。

　他の法律や制度を活用してもなお、生活の維持ができず、医療や教育なども受けられない場合に適用されます。

　また、申請先等については「福祉事務所」、請求先については「支払基金」となります。

◎感染症の予防及び感染症の患者に対する医療に関する法律

　感染症の予防や感染患者に対する医療に関する法律で、具体的には医療関係者の予防施策の協力や届出の義務および医療機関の指定などについて定められています。

　感染症の区分は感染症を一類～五類感染症及び新型インフルエンザ等、指定感染症、新感染症に区分しています。

・一類感染症（エボラ出血熱、クリミア、ラッサ熱等）
・二類感染症（結核、ジフテリア等）
・三類感染症（コレラ、細菌性赤痢、腸チフス等）
・四類感染症（E型・A型肝炎、狂犬病、鳥インフルエンザ等）
・五類感染症（メチシリン耐性黄色ブドウ球菌感染症、ウイルス性肝炎（E型・A型除く）、新型コロナウイルス感染症等）

　また、結核は長期にわたる療養が必要で医療費についても多額となる病気の1つであり、法律の適用対象となる結核患者は、指定医療機関で化学療法・結核菌検査・医療機関への収容などの医療が受けられます。

①入院勧告に該当しない一般の結核患者（法別番号10）（法37条

の2)・公費負担対象医療

結核の治療のための投薬(＊)・注射(＊)・処置・手術・検査・画像診断は感染症法により指定されています。指定されていない項目については公費負担の対象外になりますので注意が必要です。また、風邪やケガなどの疾病で受診の場合も公費負担対象外になります。公費負担は全額ではなく公費対象医療の95％に相当する額になります(ただし、医療保険加入者は医療保険が優先になり、残額が公費負担になります)。

＊ 薬剤については、抗結核剤と併用薬(副腎皮質ホルモン剤)が対象。

②結核患者の内入院勧告を受けた患者に対する医療(法別番号 11)(法第 37 条)

同居者に伝染させるおそれのある場合や接客業に従事する者への従業を禁止する場合に、都道府県知事が結核指定医療機関への入所を勧告するものです。医療費は一部の場合を除き全額公費負担になります(戦傷病者特別援護法の規定を受けている場合および患者または扶養義務者の所得税額が 147 万円を超えている場合)。

◎精神保健及び精神障害者福祉に関する法律(措置入院)(法別番号20)

精神障害者の発生の予防や、その他国民の精神的健康の保持と増進を図ることおよび、罹患した場合には、医療と保護をおこない、社会復帰を促すことを目的としています。

精神保健福祉法における対象患者は、

1. 統合失調症
2. 精神作用物質による急性中毒またはその依存症
3. 知的障害
4. 精神病質その他の精神疾患

を有する者です。

【参考】

都道府県によって公費の法別番号が違うことがあります。

下記は東京都で使用している法別番号です。

東京都の医療費助成制度（抜粋）	**法別番号**
原爆被爆者の子である方の助成制度	82
小児精神病医療費助成制度	82
B型又はC型肝炎インターフェロン治療医療費助成制度	85
C型ウィルス肝炎インターフェロン治療医療費助成制度	86
妊娠高血圧症候群等医療費助成制度	87
乳幼児医療費助成制度	88
義務教育就学時医療費助成制度	88
心身障害者医療費助成制度	80
ひとり親家庭等医療費助成制度	81

◎レセプト請求の流れ（通常の場合）

通常レセプトは各保険者に提出する前に第三者機関と呼ばれる審査支払機関に提出しチェックをしてもらい第三者機関から各保険者に提出します。認められた調剤報酬は保険者から第三者機関に支払われ各保険調剤薬局に支払われます。

公費を使用しないレセプトの請求は、

- 国民健康保険　→第三者機関（国保連合会）　→保険者
- 社会保険　→第三者機関（支払基金）　→保険者
- 後期高齢者　→第三者機関（国保連合会）　→保険者

◎レセプト請求の流れ（公費使用の場合）

公費を使用した場合のレセプトの請求が少し変わります。

- 公費のみ使用　→第三者機関（支払基金）　→保険者
- 社保と公費併用　→第三者機関（支払基金）　→保険者
- 国保と公費併用　→第三者機関（国保連合会）→保険者
- 後期高齢者医療と公費併用→第三者機関（国保連合会）→保険者

●公費負担医療制度（抜粋）

制度の名称		対象者	資格証	提出先	法別番号
戦傷病者特別援護法	療養の給付	軍人軍属であって戦傷病者手帳の交付を受けている者	療養券	基金・連合会	13
	更生医療	戦傷病者による身体障害を有する者	更生療養券		14
原子爆弾被爆者に対する援護に関する法律	認定疾病医療	認定被爆者（対象疾病あり）	被爆者健康手帳認定証	基金・連合会	18
	一般疾病医療	認定被爆者			19
感染症の予防及び感染症の患者に対する医療に関する法律	結核患者の適正医療	結核患者	患者票	基金・連合会	10
	結核患者の命令入所	結核患者で隔離を必要とする者	決定通知書		11
精神保健及び精神障害者福祉に関する法律	措置入院	統合失調症等	患者票	基金・連合会	20
麻薬及び向精神薬取締り法	措置入院	麻薬等の中毒患者	ー	基金	22
障害者総合支援法	更生医療	18歳以上の身体障害者手帳を持つ者	受給者票	基金・連合会	15
	精神通院医療				21
	育成医療	身体障害を有する18歳未満の児童及び将来的に現疾患を放置すると障害が残ると認められる者で手術等により効果が期待できる者			16
児童福祉法	療養の給付（法第20条関係）	結核による長期入院が必要な18歳未満の児童	受診券	基金・連合会	17
	小児慢性特定疾病対象罹患患者	小児慢性特定疾病対象罹患患者			52
母子保健法	養育医療	出生時体重2000g以下で異常の見られる未熟児等	養育医療券	基金・連合会	23
難病の患者に対する医療等に関する法律	特定医療（法第5条関係）	指定難病（第1次～第5次）患者（341疾病※2）	受給者票	基金・連合会	54 ※1
生活保護法	医療扶助	生活保護対象者	調剤券	基金	12

※1　平成27年1月より、既存の特定疾患医療（法別番号51）から難病医療（法別番号54）となり、新しい医療費助成制度に変わります。ただし、一部の疾患（スモン等）については引き続き特定疾病（法別番号51）での医療費助成となります。

※2　【東京都福祉局保健局のＨＰ参照】◆難病医療費助成制度のご案内（対象疾病、助成内容、指定医療機関一覧、指定医一覧等）平成26年5月に「難病の患者に対する医療等に関する法律」が公布され、平成27年1月1日から、新たな難病医療費助成制度が始まりました。制度開始時は、医療費助成の対象疾病（指定難病）として110疾病が指定されていましたが、同年7月1日に196疾病が追加され、さらに、平成29年4月1日に24疾病、平成30年4月1日に6疾病（うち、5疾病については既存の指定難病に統合）、令和元年7月1日に2疾病、令和3年11月1日に6疾病（うち、1疾病については既存の指定難病に統合）が追加されました。そして、令和6年4月1日から新たに3疾病が追加され、341疾病が医療費助成の対象となります。また、東京都においては、本法律に基づく医療費助成の他に、東京都規則による難病医療費助成を行っており、現在は8疾病（都単独疾病）が医療費助成の対象となっています。本制度は、指定難病又は都単疾病にり患している方で、一定の要件を満たす方に対し、当該疾病に対する医療等に係る費用について、医療保険等適用後の自己負担分を助成する制度です。

10 その他

◎労災保険と自賠責

◎労働者災害補償保険（労災保険）

労働者の業務上、通勤上の怪我や病気をして受診等をすると労災保険を使うことになります。

病気、怪我だけではなく障害、死亡（遺族に対し必要な保険給付）の場合も該当します。

原則、都道府県労働局長が指定した労災指定薬局が労災を扱えます。調剤に係る費用は労働者からは徴収せず管轄の労働局（長）に請求します。何らかの理由により指定薬局以外で調剤を受けた場合は患者様等が全額自己負担で一時立替え、後日ご本人が労働基準監督署に請求し立替えた分を受け取ります。このため労災の場合は患者様の自己負担金は発生しません。

保険者は政府（厚生労働省）ですが、実際は各都道府県の労働局や労働基準監督署が実務等を担当し、労災の保険料を納めるのは事業主です。調剤月の翌月10日迄に管轄の労働局長（労働基準監督署）に請求します。

◎労災保険使用の場合

業務上、通勤上の怪我や病気になった場合、労働者（患者様）は事業主に「療養の給付請求書」を交付してもらいます。

・患者様が労災指定薬局で調剤を受ける場合

⇒「療養の給付請求書」と処方せんを出す。自己負担金なし。

・患者様が労災指定薬局以外で調剤を受ける場合

⇒「療養の給付請求書」と処方せんを出す。全額自己負担で患者様に調剤に係る費用をお支払い頂き「療養の給付請求書」の証明欄に薬剤師が記入し患者様に領収書とともにお返しする。

患者様が労働基準監督署に必要書類を揃え請求します（全額自己負担した分が戻ってきます）。

◎自動車損害賠償保険（自賠責保険）

この保険制度は自動車やオートバイ、原付を所有する際強制的に加入をしなければいけないものです。

使用目的が事故の際、被害者の怪我等に係る費用を賠償するためだからです。

自賠責はあくまでも被害者の救済を目的としているので、加害者側や物損等の物に対する賠償（車両含む）に対しては支払われません。

基本的に医療機関や薬局は、患者様が加入している保険会社に請求はおこなわず被害者や加害者が請求をしますが、代理で請求することもあります。この場合は必要書類を揃え提出し請求しますが、請求できるのは治療に係る費用だけです（慰謝料、休業期間賠償等は請求できません）。

自動車事故での治療に係る費用は、通常の保険診療の算定1点＝

10円ではなく自由診療となります。
そのため治療に係る費用が高額になるケースが非常に多く見られます。
治療に係る費用等は傷害損害の中に含まれ、支払限度額は120万円です。もし120万円を超えた場合は、任意保険に加入していれば任意保険で賄われますが、加入していない場合や治療に係る費用が高額になる場合、必要書類を提出すれば患者様の医療保険を使用することができます。

◎保障項目と支払限度額

①障害による損害（治療に関係する費用・休業損害・慰謝料等）＝120万円

②後遺障害による損害（逸失利益・慰謝料等）＝75～3000万円

③介護が必要となる後遺障害（逸失利益・慰謝料等）＝3000～4000万円

④死亡による損害（葬祭費・逸失利益・慰謝料等）＝3000万円

逸失利益とは、身体に障害が残ったために将来的に見込まれる収入の減少分を指します。

◎自動車損害賠償保険と労働者災害補償保険

では業務上、通勤上の怪我等が自動車事故によって起こった場合はどうなるのでしょうか。
原則の適用優先順位は、

①自賠責保険

②労災保険（120万円を超えた分が適用）

となります。加害者が任意保険に加入していなかった場合は上記にあたります。

ただし加害者が任意保険に加入していた場合の優先順位は、①自賠責保険、②任意保険となります。

第3章

【超入門講義】はじめての調剤報酬の算定・実践編！

1 ゼロからわかる調剤報酬

◎健康保険法別表の調剤報酬点数表によって定められている

調剤報酬は、健康保険法第76条の第2項に規定されている告示「健康保険法の規定による療養に関する費用の額の算定方法」により定められており、別表第3に「調剤報酬点数表」(3章の末参照)として定められています。

よって、調剤報酬の算定においては、「調剤報酬点数表」に基づいておこなう必要があります。

この調剤報酬の点数計算は、1点＝10円にて金額に換算します。

調剤報酬の算定には以下のものがあります。

◎調剤技術料

◎薬学管理料

◎薬剤料

◎特定保険医療材料料

●調剤報酬の中身はどうなってるの?

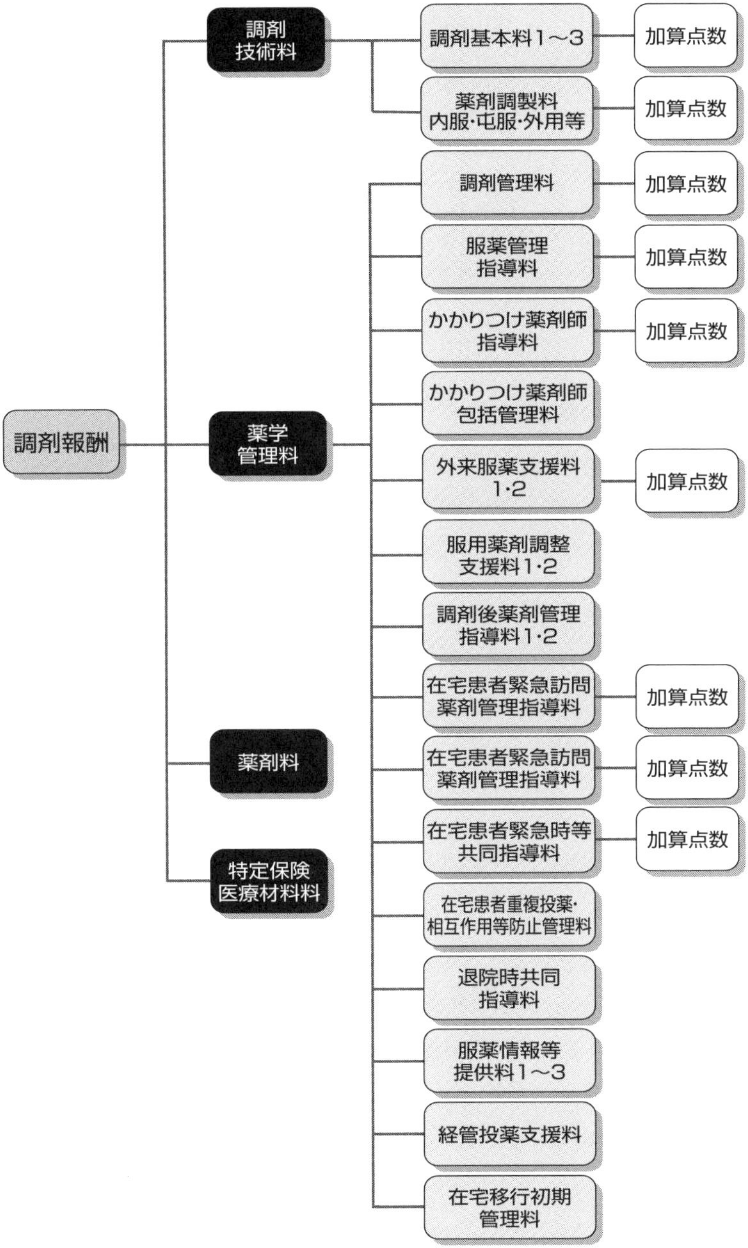

2 調剤技術料について
—調剤基本料とはなにか

◎調剤技術料は「調剤基本料」＋「調剤料」

調剤技術料とは処方医が交付した処方せんの内容に対して保険薬剤師が調剤をおこなう技術料のことです。調剤技術料は次のように成り立っています。

◆調剤技術料＝調剤基本料（加算）＋薬剤調製料（加算）

加算には、①施設に対する加算や、②時間に対する加算等があります。

＜調剤基本料＞

・処方せん受付1回につき算定します。

・処方せん受付回数等条件によっていずれかを算定します。

①調剤基本料１～３は地方厚生（支）局長に届出が必要。

調剤基本料1	**45点**
調剤基本料2	**29点**
調剤基本料3	**イ 24点**
	ロ 19点
	ハ 35点
特別調剤基本料A	**5点**
特別調剤基本料B	**3点**

処方せんの集中率が著しく高い薬局の調剤基本料の見直し

特定の医療機関からの処方箋の受付割合が95%を超え、かつ、処方箋の受付回数が一定程度ある薬局について、医薬品の備蓄の効率性や医療経済実態調査における損益率の状況等を踏まえ、調剤基本料2又は調剤基本料3の対象とする。

<table>
<tr><th colspan="2" rowspan="2"></th><th colspan="2">要　件</th><th rowspan="2">点数</th></tr>
<tr><th>処方箋受付回数等</th><th>処方箋集中率</th></tr>
<tr><td colspan="2">調剤基本料1</td><td colspan="2">調剤基本料 2、調剤基本料 3
及び特別調剤基本料以外</td><td>45 点</td></tr>
<tr><td colspan="2">調剤基本料2</td><td>①処方箋受付回数が月 2000 回超～4000 回
②処方箋受付回数が月 4,000 回超かつ上位３つの医療機関の処方箋集中率 95% 超
(新)③処方箋受付回数が 1800 回超～2000 回
④特定の医療機関からの処方箋受付枚数が 4000 回超</td><td>①85%超
②70%超
③95%超
④　ー</td><td>29点</td></tr>
<tr><td rowspan="4">調剤基本料３
※右記のほか、特定の保険医療機関との間で不動産取引があるもの。</td><td rowspan="2">イ</td><td>(新) 同一グループで処方箋受付回数が月３万５千回超～4 万回</td><td>95%超</td><td rowspan="2">24点</td></tr>
<tr><td>同一グループで処方箋受付回数が月 4 万回超～40 万回</td><td rowspan="2">85%超</td></tr>
<tr><td>ロ</td><td>同一グループで処方箋受付回数が月 40 万回超又は同一グループの保険薬局の数が 300 以上</td><td>19点</td></tr>
<tr><td>ハ</td><td>同一グループの保険薬局における処方箋の受付回数の合計が一月に40万回を超える又は同一グループの保険薬局の数が300以上のグループに属する保険薬局（(2)、(4)のロ又 は2の2の(1)に該当するものを除く。）のうち、特定の保険医療機関に係る処方箋による調剤の割合が８割５分以下であること。</td><td>85%以下</td><td>35点</td></tr>
<tr><td colspan="2">特別調剤基本料 A</td><td colspan="2">いわゆる同一敷地内薬局</td><td>5点</td></tr>
<tr><td colspan="2">特別調剤基本料 B</td><td colspan="2">基本料の届け出がない薬局</td><td>3点</td></tr>
</table>

【資料】調剤基本料・補足（調剤報酬点数表に関する事項）

〈通則〉

1　保険薬局は、当該保険薬局において調剤される医薬品の品質確保について万全を期さなければならない。

2　保険薬剤師は、医師の分割指示に係る処方箋又は投与日数が長期間にわたる処方箋によって調剤を行う場合であって、処方薬の長期保存の困難その他の理由によって分割して調剤する必要がある場合には、分割調剤を行うこと。また、分割調剤を行う場合（上記の場合のほか、後発医薬品（ジェネリック医薬品）への変更が不可の場合の署名欄に処方医の署名又は記名・押印がない、又は署名欄に処方医の署名又は記名・押印があるものの「変更不可」欄に「✓」又は「×」が記載されていない先発医薬品がある処方箋（以下「後発医薬品への変更が可能な処方箋」という）を提出した患者の同意に基づき、処方箋に記載された先発医薬品を初めて後発医薬品に変更して調剤を行う場合であって、当該患者の希望により、分割調剤を行う場合を含む）は、その総量は、当然処方箋に記載された用量を超えてはならず、また、第２回以後の調剤においては使用期間の日数（ただし、処方箋交付の日を含めて4日を超える場合は4日とする）と用量（日分）に示された日数との和から第1回調剤日から起算して当該調剤日までの日数を差し引いた日分を超えては交付できない。例えば、4月3日交付、使用期間4日間、用量10日分の処方箋で4月4日に5日分の調剤を受け、次に10日に調剤を受けに来た場合は（10＋４）－７＝7であるから、残りの5日分を全部交付して差し支えないが、もし第2回の調剤を4月13日に受けに来た場合、（10＋4）－10＝4となるので4日分しか交付できない。

3　保険薬局において分割調剤を行い、当該薬局において調剤済みとならない場合は、処方箋に薬剤師法（昭和35年法律第146号）第26条に規定する事項及び分割理由等の必要な事項を記入し、調剤録等を作成した後、処方箋を患者に返却すること。

4　保険薬局において、「リフィル可」欄に「✓」が記載されていた場合、当該処方箋を「リフィル処方箋」として取り扱い調剤を行うこと。リフィル処方箋による調剤を行う場合は、1回目の調剤を行うことが可能な期間については、使用期間に記載されている日までとする。2回目以降の調剤については、原則として、前回の調剤日を起点とし、当該調剤に係る投薬期間を経過する日を次回調剤予定日（実際に投薬が終了する日）とし、その前後7日以内とする。

5　保険薬局においてリフィル処方箋による調剤を行い、当該薬局において調剤済みとならない場合は、リフィル処方箋に薬剤師法第26条に規定する事項及び次回調剤予定日等の必要な事項を記入し、調剤録等を作成した後、リフィル処方箋を患者に返却すること。その際、必要な事項が記入されたリフィル処方箋の写しを調剤録とともに保管すること。なお、当該リフィル処方箋の総使用回数の調剤が終わった場合、調剤済処方箋として保管すること。

6　処方箋において、残薬分を差し引いた減数調剤（調剤録又は薬剤服用歴の記録等（以下「薬剤服用歴等」という。）及び残薬の外形状態・保管状況その他の残薬の状況を確認した上で、処方箋に記載された医薬品の数量を減らして調剤する業務をいう。）を行った後に、残薬に係る状況を情報提供することで差し支えない旨の指示があり、当該指示に基づき調剤を行った場合は、保険薬剤師は、患者に対して次回受診時に処方医へ残薬の状況を報告することを促すとともに、患者の残薬の状況、その理由及び実際に患者へ交付した薬剤の数量、患者への説明内容等について、遅滞なく当該調剤に係る処方箋を発行した保険医療機関に情報提供すること。

7　調剤基本料の「注７」の後発医薬品調剤体制加算及び「注８」に係る後発医薬品については、「「診療報酬における加算等の算定対象となる後発医薬品」等について」（2024年３月５日 保医発0305第２号）を参照すること。

8　保険薬局は、患者が薬局における業務内容及びその費用を理解できるよう、調剤報酬点数表の一覧等について、薬剤を交付する窓口等、患者が指導等を受ける際に分かりやすい場所に掲示するとともに、患者の求めに応じて、その内容を説明すること。

9　算定回数が「週」単位又は「月」単位とされているものについては、特に定めのない限り、それぞれ日曜日から土曜日までの１週間又は月の初日から月の末日までの１か月を単位として 算定する。

１０　署名又は記名・押印を要する文書については、自筆の署名（電子的な署名を含む。）がある場合には印は不要である。

◎調剤基本料の施設基準とは

（1）調剤基本料１

調剤基本料２、調剤基本料３及び特別調剤基本料のいずれにも該当しない保険薬局であること。なお、調剤基本料の「注１」のただし書の施設基準に該当する保険薬局（「医療を提供しているが、医療資源の少ない地域」に所在する保険薬局）は、以下の（2）から（6）までの基準にかかわらず調剤基本料1となる。

（2）調剤基本料2

次のいずれかに該当する保険薬局であること（調剤基本料3のイ及びロ並びに特別調剤基本料に該当するものを除く）。

ア 処方箋集中率等に基づく基準

（イ）処方箋受付回数のうち上位3つの保険医療機関による調剤の割合（以下「処方箋集中率」という。）が70%を超え、処方箋の受付回数が1月に 4,000 回を超えるもの

（ロ）処方箋集中率が85%を超え、処方箋の受付回数が1月に 2,000 回を超えるもの

（ハ）処方箋集中率が95%を超え、処方箋の受付回数が1月に 1,800 回を超えるもの

イ 特定の保険医療機関からの処方箋受付回数に基づく基準（アに該当するものを除く）

（イ）特定の保険医療機関に係る処方箋の受付回数（同一の建物内に複数の保険医療機関が所在するいわゆる医療モールの場合にあっては、当該建物内の全ての保険医療機関に係る処方箋の受付回数を合算したものとする）が1月に4,000 回を超えること。

（ロ）特定の保険医療機関に係る処方箋の受付回数（同一グループの保険薬局（財務上又は営業上若しくは事業上、緊密な関係にある範囲の保険薬局をいう。以下同じ）のうち、これに属する他の保険薬局において、処方箋集中率が最も高い保険医療機関が同一の場合

は、処方箋の受付回数は当該他の保険薬局の処方箋の受付回数を含む）が、１月に4,000回を超えること。

（３）調剤基本料３イ

次のいずれかに該当する保険薬局であること（特別調剤基本料に該当するものを除く）。

ア　同一グループの保険薬局における処方箋の受付回数の合計が１月に３万５千回を超え、４万回以下であり、同一グループの保険薬局の数が300未満の場合

（イ）処方箋集中率が95%を超えるもの

（ロ）特定の保険医療機関との間で不動産の賃貸借取引があるもの

イ　同一グループの保険薬局における処方箋の受付回数の合計が１月に４万回を超え、40万回以下であり、同一グループの保険薬局の数が300未満の場合

（イ）処方箋集中率が85%を超えるもの

（ロ）特定の保険医療機関との間で不動産の賃貸借取引があるもの

（４）調剤基本料３ロ

同一グループの保険薬局における処方箋の受付回数の合計が１月に40万回を超える又は同一グループの保険薬局の数が300以上である場合であって以下のいずれかに該当するものであること（特別調剤基本料に該当するものを除く）。

ア　処方箋集中率が85%を超えるもの

イ　特定の保険医療機関との間で不動産の賃貸借取引があるもの

（５）調剤基本料３ハ

同一グループの保険薬局における処方箋の受付回数の合計が１月

に40万回を超える又は同一グループの保険薬局の数が300以上である場合であって、処方箋集中率が85%以下であること（調剤基本料２、調剤基本料３のロ又は特別調剤基本料に該当するものを除く）。

（6）特別調剤基本料A

保険医療機関と不動産取引等その他の特別な関係を有している保険薬局であって、処方箋集中率が50%を超えるもの。ただし、当該保険薬局の所在する建物内に診療所が所在している場合を除く。

(7) 特別調剤基本料B

調剤基本料の施設基準に係る届出を行っていないもの。

五　後発医薬品調剤体制加算の施設基準

(1) 通則

当該保険薬局において調剤した薬剤の規格単位数量に占める後発医薬品のある先発医薬品及び後発医薬品を合算した規格単位数量の割合が五割以上であること。

(2) 後発医薬品調剤体制加算１の施設基準　**21 点**

当該保険薬局において調剤した後発医薬品のある先発医薬品及び後発医薬品を合算した規格単位数量に占める後発医薬品の規格単位数量の割合が八割以上であること。

(3) 後発医薬品調剤体制加算２の施設基準　**28 点**

当該保険薬局において調剤した後発医薬品のある先発医薬品及び後発医薬品を合算した規格単位数量に占める後発医薬品の規格単位数量の割合が八割五分以上であること。

⑷ 後発医薬品調剤体制加算３の施設基準　**30点**

当該保険薬局において調剤した後発医薬品のある先発医薬品及び後発医薬品を合算した規格単位数量に占める後発医薬品の規格単位数量の割合が九割以上であること。

五の二　調剤基本料の注６に規定する厚生労働大臣が定める保険薬局

次のいずれかに該当する保険薬局であること。

⑴ 当該保険薬局において調剤した後発医薬品のある先発医薬品及び後発医薬品を合算した規格単位数量に占める後発医薬品の規格単位数量の割合が５割以下であること。ただし、当該保険薬局における処方箋受付状況を踏まえ、やむを得ないものは除く。

⑵ ⑴ に係る報告を地方厚生局長等に報告していない保険薬局であること。

●調剤基本料の加算点数

・調剤基本料の注５

別に厚生労働大臣が定める施設基準に適合しているものとして地方厚生局長等に届け出た保険薬局において調剤した場合には、当該基準に係る区分に従い、次に掲げる点数（特別調剤基本料Ａを算定する保険薬局において調剤した場合には、それぞれの点数の100分の10に相当する点数）を所定点数に加算する。この場合において注２に規定する特別調剤基本料Ｂを算定する保険薬局は、算定できない。

イ 地域支援体制加算１　**32点**

ロ 地域支援体制加算２　**40点**

ハ 地域支援体制加算３　**10点**

ニ 地域支援体制加算４　**32点**

・調剤基本料の注６

注５に該当する場合であって、別に厚生労働大臣が定める施設基準に適合しているものとして地方厚生局長等に届け出た保険薬局において調剤を行った場合は、連携強化加算として、**5点**を更に所定点数に加算する。

・地域支援体制加算の施設基準

四　地域支援体制加算の施設基準【地域支援体制加算】

［算定要件］

注５　別に厚生労働大臣が定める施設基準に適合しているものとして地方厚生局長等に届け出た保険薬局において調剤した場合には、地域支援体制加算として、所定点数に加算する。

［施設基準］

四　地域支援体制加算の施設基準

(1)地域医療に貢献する体制を有することを示す実績（★の要件）

(2)地域における医薬品等の供給拠点としての対応

ア　十分な数の医薬品の備蓄、周知（医療用医薬品1200品目）

イ　薬局間連携による医薬品の融通等

ウ　医療材料及び衛生材料を供給できる体制

エ 麻薬小売業者の免許

オ 集中率85%超の薬局は、後発品の調剤割合70%以上

カ 取り扱う医薬品に係る情報提供体制

(3)休日、夜間を含む薬局における調剤・相談応需体制

ア　一定時間以上の開局

イ　休日、夜間の開局時間外の調剤・在宅業務に対応できる体制

ウ　当該薬局を利用する患者からの相談応需体制

エ　夜間・休日の調剤、在宅対応体制（地域の輪番体制含む）の周知

(4)在宅医療を行うための関係者との連携体制等の対応

ア　診療所又は病院及び訪問看護ステーションと円滑な連携

イ　保健医療・福祉サービス担当者との連携体制

ウ　在宅薬剤管理の実績 24回以上（薬局当たりの年間回数）

エ　在宅に係る研修の実施

(5)医療安全に関する取組の実施

ア　プレアボイド事例の把握・収集

イ　医療安全に資する取組実績の報告

ウ　副作用報告に係る手順書を作成

(6)かかりつけ薬剤師の届出

(7)管理薬剤師要件

(8)患者毎に服薬指導の実施、薬剤服用歴の作成

(9)研修計画の作成、学会発表などの推奨

(10)患者のプライバシーに配慮、椅子に座った状態での服薬指導

(11)地域医療に関連する取組の実施

ア　一般用医薬品及び要指導医薬品等(基本的な48薬効群)の販売

イ　健康相談、生活習慣に係る相談の実施

ウ　緊急避妊薬の取扱いを含む女性の健康に係る対応

エ　当該保険薬局の敷地内における禁煙の取扱い

オ　たばこの販売禁止(併設する医薬品店舗販売業の店舗を含む)

第92地域支援体制加算

★上記の(1)地域医療に貢献する体制を有することを示す実績
(①~⑨は処方箋1万枚当たりの年間回数、⑩は薬局当たりの年間の回数)

要　件	調剤基本料1を算定する薬局	調剤基本料1以外を算定する薬局
①夜間・休日等の対応実績	40回以上	400回以上
②麻薬の調剤実績	1回以上	10回以上
③重複投薬・相互作用等防止加算等の実績	20回以上	40回以上
④かかりつけ薬剤師指導料等の実績	20回以上	40回以上
⑤外来服薬支援料1の実績	1回以上	12回以上
⑥服用薬剤調整支援料の実績	1回以上	1回以上
⑦単一建物診療患者が1人の在宅薬剤管理の実績	24回以上	24回以上
⑧服薬情報等提供料に相当する実績	30回以上	60回以上
⑨小児特定加算の算定実績	1回以上	1回以上
⑩薬剤師認定制度認証機構が認証している研修認定制度等の研修認定を取得した保険薬剤師が地域の多職種と連携する会議への出席	1回以上	5回以上

1 地域支援体制加算1に関する施設基準　④を含む3つ以上
2 地域支援体制加算2に関する施設基準　①~⑩のうち8つ以上
3 地域支援体制加算3に関する施設基準　④、⑦を含む3つ以上
4 地域支援体制加算4に関する施設基準　①~⑩のうち8つ以上

7 保険薬局及び保険薬剤師療養担当規則（昭和 32 年厚生省令第 16 号）第 7 条の 2 に規定する後発医薬品（以下「後発医薬品」という）の調剤に関して別に厚生労働大臣が定める施設基準に適合しているものとして地方厚生局長等に届け出た保険薬局において調剤した場合には、当該基準に係る区分に従い、次に掲げる点数（注 2 に規定する別に厚生労働大臣が定める保険薬局において調剤した場合には、それぞれの点数の 100 分の 80 に相当する点数）を所定点数に加算する。

イ　後発医薬品調剤体制加算 1　**21 点**
ロ　後発医薬品調剤体制加算 2　**28 点**
ハ　後発医薬品調剤体制加算 3　**30 点**

8 後発医薬品の調剤に関して別に厚生労働大臣が定める保険薬局において調剤した場合には、所定点数から **5 点**を減算する。ただし、処方箋の受付回数が 1 月に 600 回以下の保険薬局を除く。
9 長期投薬（14 日分を超える投薬をいう。）に係る処方箋受付において、薬剤の保存が困難であること等の理由により分割して調剤を行った場合、当該処方箋に基づく当該保険薬局における 2 回目以降の調剤については、1 分割調剤につき 5 点を算定する。なお、当該調剤においては、第 2 節薬学管理料（区分番号 10 の 2 に掲げる調剤管理料及び区分番号 14 の 2 に掲げる外来服薬支援料の 2 を除く）は算定しない。
10　後発医薬品に係る処方箋受付において、当該処方箋の発行を受けた患者が初めて当該後発医薬品を服用することとなること等の理由により分割して調剤を行った場合、当該処方箋に基づく当該保険薬局における２回目の調剤に限り、５点を算定する。なお、当該調剤においては、第２節薬学管理料（区分番号 10 の２に掲げる調剤管理料、区分番号 10 の３に掲げる服薬管理指導料及び区分番号 14 の２に掲げる外来服薬支援料の２を除く。）は算定しない。

11　医師の分割指示に係る処方箋受付（注９及び注 10 に該当する場合を除く。）において、１回目の調剤については、当該指示に基づき分割して調剤を行った場合に、２回目以降の調剤については投薬中の患者の服薬状況等を確認し、処方箋を交付した保険医（以下この表において「処方医」という。）に対して情報提供を行った場合に算定する。この場合において、区分番号 00 に掲げる調剤基本料及びその加算、区分番号 01 に掲げる薬剤調製料及びその加算並びに第２節に掲げる薬学管理料（区分番号 15 の５に掲げる服薬情報等提供料を除く。）は、それぞれの所定点数を分割回数で除した点数を１分割調剤につき算定する。

●所定点数　**連携強化加算　５点**

他の保険薬局、保険医療機関及び都道府県等との連携により、災害又は新興感染症の発生時等の非常時に必要な体制が整備されている保険薬局において、調剤を行った場合に算定する。

この場合において、災害又は新興感染症の発生時等において 対応可能な体制を確保していることについて当該保険薬局のほか、当該保険薬局の所在地の行政機関、薬剤師会等のホームページ等で広く周知すること。

●所定点数　**（新設）医療DX推進体制整備加算（調剤基本料）4点（月に1回）**

医療DX推進に係る体制として別に厚生労働大臣が定める施設基準に適合しているものとして地方厚生局長等に届け出た保険薬局において調剤を行った場合は、医療DX推進体制整備加算として、月1回に限り4点を所定点数に加算する。

●所定点数　**（新設）1　在宅薬学総合体制加算1　15点**
2　在宅薬学総合体制加算2　50点

在宅患者に対する薬学的管理及び指導を行うにつき必要な体制を評価するものであり、在宅患者訪問薬剤管理指導料、在宅患者緊急訪問薬剤管理指導料若しくは在宅患者緊急時等共同指導料又は介護保険における居宅療養管理指導費若しくは介護予防居宅療養管理指導費を算定している患者等が提出する処方箋を受け付けて調剤を行った場合に算定する。

■在宅薬学総合体制加算1の施設基準について

(1) 在宅患者訪問薬剤管理指導を行う旨の届出
(2) 在宅薬剤管理の実績24回以上／年
(3) 開局時間外における在宅業務対応
（在宅協力薬局との連携含む）
(4) 在宅業務実施体制に係る地域への周知

(5) 在宅業務に関する研修（認知症・緩和医療・ターミナルケア）及び学会等への参加
(6) 医療材料及び衛生材料の供給体制
(7) 麻薬小売業者の免許の取得

■在宅薬学総合体制加算２の施設基準について

(1) 加算１の施設基準を全て満たしていること
(2) 開局時間の調剤応需体制（２名以上の保険薬剤師が勤務）
(3) かかりつけ薬剤師指導料等の算定回数の合計 24 回以上／年
(4) 高度管理医療機器販売業の許可
(5) ア又はイの要件への適合
　ア　がん末期などターミナルケア患者に対する体制
　　1　医療用麻薬の備蓄・取扱（注射剤１品目以上を含む６品目以上）
　　2　無菌室、クリーンベンチ又は安全キャビネットの整備
　イ　小児在宅患者に対する体制（在宅訪問薬剤管理指導等に係る小児特定加算及び乳幼児加算の算定回数の合計６回以上／年）

③ 受付回数のカウントについて

◎保険医療機関発行の処方箋を患者が持参した場合→受付１回

受付回数のカウントの方法や考え方について見ていきます。

注１　別に厚生労働大臣が定め施設基準に適合しているものとして地方厚生局長等に届け出た保険薬局において調剤した場合には、処方箋の受付１回につき、当該基準に係る区分に従い、それぞれ所定点数を算定する。ただし、別に厚生労働大臣が定める施設基準に適合しているものとして地方厚生局長等に届け出たものについては、本文の規定にかかわらず、調剤基本料１により算定する。

２　別に厚生労働大臣が定める保険薬局においては、注１本文の規定にかかわらず、**特別調剤基本料**として、処方箋の受付１回につき**７点**を算定する。

３　複数の保険医療機関から交付された処方箋を同時に受け付けた場合において、当該処方箋のうち、受付が２回目以降の**調剤基本料**は、処方箋の受付１回につき所定点数の100分の80に相当する点数により算定する。

４　別に厚生労働大臣が定める保険薬局においては、所定点数の100分の50に相当する点数により算定する。

④ 内服薬の薬剤調製料について

◎薬剤調製料は内服薬、外用薬、注射薬ごとに算定する

薬剤調製料は**内服薬、屯服薬、外用薬、注射薬**ごとに算定します。

◎内服薬の薬剤調製料（浸煎薬、湯薬を除く）

内服薬は１剤ごとに算定します（受付１回の処方せんでは３剤が限度、ただし内服用滴剤は含まない）。投与日数にかかわらず点数を算定します。

※４剤以上の場合でも３剤として算定すること

●内服薬の薬剤調製料　　24点

5 「1剤」の考え方

◎何をもって1剤と考えるのか

◎1剤として算定する場合…1回の処方で服用時点が同一の内服薬は、個別の薬包等に調剤をおこなった場合でも1剤として算定します。服用時点が同一の薬剤(※)は、投与日数にかかわらず1剤として算定します(※服用時点が同一とは、2種類以上の薬剤について、服用日1日を通じて服用時点が同じ場合をいいます)。また、同一有効成分であって同一剤形の薬剤が複数ある場合は、その数にかかわらず1剤として算定します。

◎別々に算定する場合…上記に関係なく次の場合は別々に算定することができます。

1. 調剤技術上の必要性(配合不適など)があり別々に調剤した場合
2. 内服用固形剤(錠剤、カプセル剤、散剤など)と内服用液剤の場合
3. 内服錠とチュアブル錠や舌下錠などのように服用方法が異なる場合

チェック! **●1剤、1調剤とは**

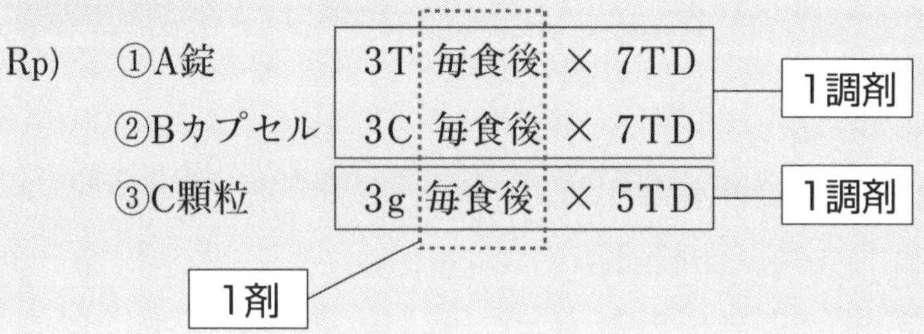

【練習問題!】

それではここで、「1剤」の考え方をマスターするために、例題を解きながら算定の方法を確認していきましょう。

＜算定例１＞ 1剤14日分を投与する場合　24点

＜算定例２＞ １剤28日分を投与する場合　24点

＜算定例３＞ 服用時点が同一で、投与日数が異なる場合

A顆粒	3.0ｇ	分3毎食後	5日分
B錠剤	3錠	分3毎食後	14日分

服用時点が同一のため、投与日数が異なっても1剤として扱われます。従って内服薬の薬剤調製料は投与日数にかかわらず24点の算定となります。

＜算定例４＞ 例３の場合で、錠剤が液剤（14日分）の場合

１剤の考え方に記載していますが、「内服用固形剤と液剤の場合は別々に算定」するとされていますので、以下のような算定になります。

A顆粒　24点
B液剤　24点

6 屯服薬の薬剤調製料

◎ 剤数に関係なく所定点数が決まっている

屯服薬とは、痛みが我慢できない時や発作時などに必要に応じて飲む薬のことです。

屯服薬の薬剤調製料は剤数に関係なく、1回の処方せん受付について所定点数を算定します。

●所定点数　**受付1回につき　21点**

チェック！ 注意事項

◎屯服薬かそうでないかの判断は、処方せんの記載内容を確認

処方せんの指示内容で用法が「何回分」、「～包」、「～P」等の記載があれば屯服薬と判断します。内服薬との記載方法の違いに注意してください。

※屯服薬が何剤処方されていても受付1回につき21点しか算定できません。

7 浸煎薬の薬剤調製料

◎1調剤について所定点数を算定

浸煎薬とは、生薬を保険薬局にて浸煎して液剤にしたものをいいます。

●所定点数

・浸煎薬の調剤料は処方日数に関係なく、1調剤につき所定点数を算定します。

＊1回の処方せんでは3調剤が限度（4調剤以上は3調剤で算定する）

1調剤につき　190点

8　湯薬の薬剤調製料

◎投与日数により所定点数が異なる

湯薬とは、2種類以上の生薬を保険薬局にて混合調剤をおこない、患者が服用するために煎じる量ごとに分包したものをいいます。

●所定点数

・湯薬の薬剤調製料は投与日数により所定点数が異なります。

＊1回の処方せんでは3調剤が限度（4調剤以上は3調剤で算定する）

１日～7日分以下	**190点**
８日～28日分（１～７日目の部分）	**190点**
８日～28日分（８～28日目の部分）	**10点／１日分**
29日分以上	**400点**

【練習問題!】

＜算定例１＞

１調剤14日分

7日目まで		190点
8日目～14日目まで	10点　×　7日　＝	70点
	合計	260点

＜算定例２＞

１調剤30日分　　一律　400点

9 注射薬の薬剤調製料

◎1回の受付で点数が決まっている

●所定点数　**受付1回につき　26点**

注射薬は調剤の剤数や日数に関係なく、1回の処方せん受付について所定点数を算定します。

保険薬局で調剤される注射薬は、在宅医療に用いられる自己注射用薬剤です。

●加算項目

・無菌製剤処理加算（1日分につき）

イ　中心静脈栄養法用輸液　69点（137点）

ロ　抗悪性腫瘍剤　79点（147点）

ハ　麻薬　69点（137点）

※カッコ内6才未満の乳幼児の場合

厚生労働大臣の定めた施設基準に適合するものとして、届出をおこなった保険薬局で算定ができます。

薬剤調製料の無菌製剤処理加算は、次に示す注射薬を無菌的に製剤した場合に、1日分製剤するごとに加算を行います。

イ　2種類以上の注射薬を混合して中心静脈栄養法用輸液を無菌的に製剤する場合

ロ　抗悪性腫瘍剤を含む2以上の注射薬を混合して（生理食塩水等で希釈する場合を含む。）抗悪性腫瘍剤を無菌的に製剤する場合

ハ　麻薬を含む2以上の注射薬を混合して（生理食塩水等で希釈する場合を含む。）無菌的に麻薬を製剤する場合

⑩ 外用薬の薬剤調製料

◎1調剤につき所定点数を計算

●所定点数　**1調剤につき　10点**

外用薬は1回の処方で何日分投与をおこなっても、1調剤につき所定点数を算定します。ただし、同一成分で同一剤形の外用薬が複数ある場合には、その数にかかわらず1調剤とします。

1回の処方せんでは3調剤が限度（4調剤以上は3調剤で算定する）。

トローチは口に入れますが経口投与される薬剤ではないため外用薬として算定します。

【練習問題!】

＜算定例1＞

Rp①Aトローチ　3錠　3日分の場合

薬剤調製料は10点

＜算定例2＞

Rp①Aトローチ	3錠　7日分	（10点）
Rp②B湿布薬	14枚の場合	（10点）
Rp③A軟こう薬	5g	（10点）
Rp④坐薬	10P	（算定不可）
薬剤調製料		30点

11 内服用滴剤の薬剤調製料

◎内服用の液剤で、スポイトなどで服用するもの

●所定点数　**1調剤につき　10点**

内服用滴剤とは、内服用の液剤であって1回の使用量が極めて少量のもの（1滴又は数滴）であって、スポイト等により分けて使用するものをいます。（例：ラキソベロン内用液等）

【練習問題!】

<算定例>　内服用滴剤を2種類投与する場合

A液剤（内服用滴剤）	10mℓ	（1調剤につき）10点
B液剤（内服用滴剤）	20mℓ	（1調剤につき）10点

⑫ 薬剤調製料の加算ー【麻薬加算麻などについて】

◎麻薬加算 麻 及び向精神薬 向 ・覚醒剤原料 覚原 ・毒薬加算 毒

◎薬剤調製料の加算について

薬剤調製料に対する加算には、麻薬加算と向精神薬・覚醒剤原料・毒薬加算、自家製剤加算、計量混合調剤加算などがあります。

●所定点数

麻薬加算　70点（1調剤につき）

向精神薬・覚醒剤原料・毒薬加算　8点（1調剤につき）

処方中に麻薬・向精神薬・覚醒剤原料・毒薬が含まれている場合は、それぞれ1調剤につき加算されます。

麻薬･向精神薬･覚醒剤原料･毒薬の品目数、投与日数に関係なく算定し、内服薬のほか、屯服薬、外用薬、注射薬についても同様に加算できます。

麻薬を調剤した場合は1調剤につき、向精神薬・覚醒剤原料・毒薬を調剤した場合は、1調剤につきそれぞれ所定点数を加算します。

同一薬剤で加算が重複した場合、重複算定はできないことになっています。

さらに同一剤に麻薬と向精神薬などが含まれている場合は、主たる点数の高いものの麻薬加算を算定することになります。

13 薬剤調製料の加算―【自家製剤加算自】

◎医師の指示のもと、特殊な技術を加えた場合などに加算

自家製剤加算は、市販されている医薬品のままでは対応できない患者の場合に、医師の指示に基づいて服用しやすいように、調剤上特殊な技術や工夫を加えた場合に1調剤につき算定します。既製剤を単に小分けした場合等は算定することはできません。

なお、調剤上特殊な技術や工夫とは安定剤、溶解補助剤、懸濁剤(けんだくざい)、など調剤技術上必要と認められる添加剤を加えて調剤した場合や、ろ過、加温、滅菌などをおこなった場合のことをいいます。ただし、調剤した医薬品と同一剤形、同一規格の医薬品が薬価基準に収載されている場合は算定できません。

当該医薬品が薬価基準に収載されている場合であっても、供給上の問題により当該医薬品が入手困難であり、調剤を行う際に必要な数量を確保できない場合は除く。(調剤報酬明細書の摘要欄に調剤に必要な数量が確保できなかった旨と薬剤名を記載すること)

具体的な算定例としては次のようなケースが挙げられます。

・ 錠剤を粉砕して散剤とする場合
・ 主薬を溶解して点眼剤を無菌に製剤する場合
・ 主薬に基剤を加えて坐剤とする場合
・ 剤形を加工したものを用いて、他の薬剤と計量混合した場合

には計量混合調剤加算は算定できません。

●所定点数

自家製剤する１調剤につき以下の点数を算定します。ただし、(1)の場合は投与日数が７日またはその端数が増すごとに加算します。

【内服薬・屯服薬】

	所定点数	予製剤使用
(1)錠剤・丸剤・カプセル剤・散剤・顆粒剤、エキス剤の内服薬(7日分ごとに)	20点	4点
(2)錠剤・丸剤・カプセル剤・散剤・顆粒剤、エキス剤の屯服薬(1調剤)	90点	18点
(3)液剤の内服薬と屯服薬(1調剤)	45点	9点

【外用薬】(1調剤)

	所定点数	予製剤使用
錠剤、トローチ剤、軟・硬膏剤、パップ剤、リニメント剤、坐剤	90点	18点
点眼剤、点鼻・点耳剤、浣腸剤	75点	15点
液剤	45点	9点

予製剤とは、あらかじめ予想される調剤のために、複数回分を製剤しておいて、処方せん受付する際にその製剤を投与することをいいます。予製剤による調剤または、錠剤を分割する場合は所定点数の100分の20にて算定します。

14 薬剤調製料の加算―【計量混合調剤加算計】

◎２種類以上を計量し、混合して内服薬・屯服薬・外用薬を調剤

◎計量混合調剤加算について

計量混合調剤加算は、薬価基準に収載されている２種類以上の医薬品（液剤、散剤もしくは顆粒剤または軟・硬膏剤に限る）を計量し、かつ、混合して、液剤、散剤もしくは顆粒剤として内服薬または屯服薬を調剤した場合、および軟・硬膏剤等として外用薬を調剤した場合に、投薬量、投薬日数に関係なく、計量して混合するという１調剤行為に対して算定できます。

処方された医薬品が微量のため、乳幼児に対してそのままでは調剤または服用が困難である場合において、医師の了解を得た上で賦形剤、矯味矯臭剤等を混合し、乳幼児が正確に、または容易に服用できるようにした場合は、計量混合調剤加算を算定できます。

ただし、調剤した医薬品と同一剤形および同一規格を有する医薬品が薬価基準に収載されている場合はこの限りではありません。

計量混合調剤は、医薬品の特性を十分理解し、薬学的に問題ないと判断される場合に限りおこなわれます。

●所定点数

計量混合調剤する１調剤につき算定します。

【内服薬・屯服薬・外用薬】	所定点数	予製剤使用
液剤	**35点**	**7点**
散剤、顆粒剤	**45点**	**9点**
軟・硬膏剤	**80点**	**16点**

◎自家製剤加算と計量混合調剤加算

自家製剤加算を算定した場合には、計量混合調剤加算は算定できませんが、次のようなケースでは、両方算定ができます。

＜算定例１＞

Rp①　○○錠　　2錠　分3　7日分

Rp②　○○顆粒　2g
　　　○○細粒　2g　} 分2　7日分

服用時点（分３と分２）が異なるので調剤料の算定では２剤となります。Rp①では分３で２錠ということは１T・0.5T・0.5Tというような服用方法が考えられますが、0.5錠が自家製剤加算に該当します（ただし、0.5錠の規格と同様の薬剤が薬価基準に収載されていない場合に限る）。

Rp②では散剤が２種類以上となるので計量混合調剤加算が算定できます。

⑮ 薬剤調製料の加算―【時間外・休日・深夜加算】

◎ 開局時間外などに処方箋の受付をした場合など

保険薬局の開局時間外などに、処方せんを受付して調剤をした場合、調剤基本料および薬剤調製料・調剤管理料に所定点数に加算をします。時間外加算、休日加算・深夜加算はいずれか一つしか算定できないことになっています。

●時間外加算

所定点数 $\times \dfrac{100}{100}$

概ね6時～8時、18時～22時までの時間を時間外といいますが、薬局の開局時間内では算定することができません。

●休日加算

所定点数 $\times \dfrac{140}{100}$

日曜日や祝日、振り替え休日などが休日加算の対象になります。また、12/29～1/3も休日として取り扱うことができます。ただし、休日においても通常通り開局している薬局の場合は休日加算を算定することはできません。

●深夜加算

所定点数 $\times \dfrac{200}{100}$

深夜という時間帯は共通で定められています。22時～翌朝6時までが該当します。深夜加算においても時間外加算や休日加算と同様に通常通り開局している場合は算定することができません。

＜算定例１＞　調剤基本料１　４５点を算定している保険薬局
時間外加算　所定点数４５点×１００分の１００の加算→４５点加算
休日加算　所定点数４５点×１００分の１４０の加算→６３点加算
深夜加算　所定点数４５点×１００分の２００の加算→９０点加算

時間外等加算を算定する場合の基礎額は、調剤基本料に地域支援体制加算、後発医薬品調剤体制加算、在宅薬学総合体制加算、医療DX推進体制整備加算を適用して算出した点数です。

薬剤調剤料に対しては、無菌製剤処理加算が含まれます（自家製剤加算、計量混合調剤加算、麻薬加算、向精神薬、覚醒剤原料、毒薬加算は時間外等加算に含まれないことになります）。

かかりつけ薬剤師包括管理料を算定する場合に、時間外加算等を算定する場合はかかりつけ薬剤師包括管理料の所定点数が基礎額となります。

16 薬剤調製料の加算—【夜間・休日等加算】

◎19時から8時までに処方した場合

19時（土曜日は13時）から翌朝8時までの時間帯に保険薬局が表示する開局時間内に調剤をおこなった場合、夜間・休日等加算として処方せん受付1回につき加算します。

●所定点数　**受付1回につき　40点**

夜間や休日等に開局している保険薬局で、開局時間内の夜間・休日等に処方せんを受け付け調剤した場合、受付1回につき加算されます。

〈対象となる日〉

・平　日　19時～8時
・土曜日　13時～8時
・休日または深夜

ただし、時間外等の要件を満たす場合には、当該加算ではなく時間外加算等を算定します。

【調剤技術料の練習問題!】→※解答・解説は次の頁です

問題1

同一日に同一患者に対して、同じ保険医療機関に勤務する内科医と外科医が各々処方箋を交付した場合の受付回数は２回となる。

問題2

後発医薬品調剤体制加算は時間外加算の対象となる。

問題3

屯服薬の薬剤調製料は１剤ごとに算定することができ、上限は３剤である。

問題4

Ｒｐ①として分３毎食後に服用する薬剤が14日分投与され、②として分２朝・夕食後に服用する薬剤が14日投与された場合の薬剤調製料は、２４×１、２４×１となる。

問題5

湿布薬を30日分、トローチを14日分投与された場合は、外用薬の薬剤調製料として１０点、内服薬の調剤料として２４点を算定することができる。

問題6

ある薬剤の規格構成が、１０ｍｇ、５０ｍｇ、１００ｍｇであった場合、１００ｍｇの規格の薬剤を半錠として処方した。この場合、自家製剤加算を算定することができる。

問題7

夜間・休日等加算は保険調剤薬局の開局時間外に算定される加算である。

問題8

内服薬において劇薬を処方されている場合は、麻薬加算として７０点を算定することができる。

問題9

屯服薬を１４回分投与した場合の薬剤調製料は２４点である。

【調剤技術料の練習問題！　解答・解説】

解答1　×

同じ保険医療機関の複数の医師が一人の患者に対して処方した場合、受付回数は１回となります。

解答2　○　設問の通り。

解答3　×

屯服薬の薬剤調製料は、処方箋の受付１回に対して所定点数を算定します。剤数にかかわらず１回算定します。

解答4　○

内服薬の薬剤調製料は３剤まで算定することができます。設問の例では２剤となりＲｐ①②共に薬剤調製料を算定することができます。

解答5　×

トローチも経口投与される薬剤ではなく、外用薬に該当します。したがって、湿布薬・トローチ共に外用薬となり１０点×２調剤２０点の薬剤調製料を算定することになります。

解答6　×

薬価基準に同様の規格の薬剤が収載されている場合は、自家製剤には該当せず加算することはできません。設問の場合、１００ｍｇを半錠にしたということは５０ｍｇの薬剤となります。したがって１００ｍｇを半錠にしなくても５０ｍｇを１錠出せばいいという解釈となります。

解答7　×

夜間・休日等加算は保険調剤薬局の開局時間内に加算できるとされています。

解答8　×

麻薬加算を算定することができるのは、麻薬のみであり劇薬は対象となっていません。

解答9　×

屯服薬は受付１回に対して２１点の薬剤調製料を算定します。この場合、調剤数量は関係なく所定点数を算定します。

調剤技術料の点数早見表-その①

	名称	備考欄	略称	点数
調剤基本料	調剤基本料1（要届出）		基A	45点
	調剤基本料2（要届出）		基B	29点
	調剤基本料3（要届出）イ		基C	24点
	〃　ロ		基D	19点
	〃　ハ		基E	35点
	特別調剤基本料A		特基A	5点
	特別調剤基本料B		特基B	3点
	地域支援体制加算1		地支A	32点
	地域支援体制加算2		地支B	40点
	地域支援体制加算3		地支C	10点
	地域支援体制加算4		地支D	32点
	連携強化加算		連強	5点
	後発医薬品調剤体制加算1	調剤した後発医薬品割合80%以上	後A	21点
	後発医薬品調剤体制加算2	調剤した後発医薬品割合85%以上	後B	28点
	後発医薬品調剤体制加算3	調剤した後発医薬品割合90%以上	後C	30点
	医療DX推進体制整備加算	電子処方箋の応需体制、電子薬歴、マイナ保険証の利用実績等　月1回まで	薬DX	4点
	在宅薬学総合体制加算1	在宅患者訪問薬剤管理指導料等24回以上、緊急時対応、医療・衛生材料等	在総A	15点
	在宅薬学総合体制加算2	同加算1の算定要件、医療用麻薬の備蓄、無菌製剤処理体制、または、乳幼児・小児特定加算6回、かかりつけ薬剤師24回、高度医療機器等	在総B	50点
調剤調製料	内服薬（1剤につき、3剤が限度）		内服	一律24点
	内服用滴剤	1調剤につき	内滴	10点
	屯服薬	受付1回につき	屯服	21点
	浸煎薬	1調剤につき(3調剤が限度)	浸煎	190点
	湯薬 1調剤につき(3調剤が限度)	7日分以下	湯	190点
		8日〜28日分 7日目以下の部分		190点
		8日目以上の部分(1日につき)		10点
		29日分〜		400点
	注射薬	受付1回につき	注射	26点
	外用薬	1調剤につき(3調剤が限度)	外用	10点

調剤技術料の点数早見表-その②

	名称	備考欄		略称	所定点数
加算料	麻薬加算	1調剤につき		麻	70点
	向精神薬・覚醒剤原料・ 毒薬加算	1調剤につき		向　毒 覚原	8点
	自家製剤加算 （1調剤につき） ＊（　）内は 予製剤使用時の点数 錠剤を分割する場合 （内服薬）	内服薬 （投与日数が7日または端数を増すごとに）	錠剤、丸剤、カプセル剤、散剤、顆粒剤、エキス剤の内服薬	自 （予）	20点 （4点）
		屯服薬	錠剤、丸剤、カプセル剤、散剤、顆粒剤、エキス剤の屯服薬		90点 （18点）
		内服薬・屯服薬	液剤		45点 （9点）
		外用薬	錠剤、トローチ剤、軟・硬膏剤、パップ剤、リニメント剤、坐剤		90点 （18点）
			点眼剤、点鼻・点耳剤、浣腸剤		75点 （15点）
			液剤		45点 （9点）
	計量混合調剤加算 （1調剤につき） ＊（　）内は 予製剤使用時の点数	内服薬	液剤	計 （予）	35点 （7点）
		屯服薬	散剤・顆粒剤		45点 （9点）
		外用薬	軟・硬膏剤		80点 （16点）
	無菌製剤処理加算 ＊（　）内は6歳未満の点数	1日分につき （基準薬局のみ）	中心静脈栄養法用輸液	菌	69点 （137点）
			抗悪性腫瘍剤		79点 （147点）
			麻薬		69点 （137点）
	時間外加算	6時～8時、18時～22時		時	100/100
	休日加算	日曜、祝日、1／2、3、年末12／29～31		休	140/100
	深夜加算	22時～翌朝6時		深	200/100
	夜間・休日等加算 （処方せん受付1回につき）	19時（土曜13時）～翌朝8時（深夜及び休日を除く）休日又は深夜で当該保険薬局が表示する開局時間内		夜	40点

コラム　スイッチOTCってなに？

OTCとはOver The Counter の略でカウンター越しに販売される医薬品のことで、市販薬のことを指します。医薬品には医師の処方が必要な医療用医薬品と医師の処方を必要とせず購入できる一般用医薬品に分類されますが、OTC薬とは一般用医薬品をさします。

従来では医師の処方がなければ購入することができなかった医療用医薬品の一部がドラッグストアなどでも購入できるようになった薬剤をスイッチOTC薬と呼んでいます。

皆さんがよく耳にする医薬品の一つにロキソニン錠があります。第一三共ヘルスケアから販売されている医薬品ですが、このロキソニン錠は医療用医薬品であり、医師の処方がなければ購入することができない薬剤でした。しかし、2011年より医師の処方がなくてもドラッグストアなどで購入することが可能になりました。

このようなスイッチOTCは今後更に増加すると思われますが、この背景には医療費の増加が大きく関係しています。医療費は年間約40兆円かかっていますが、財源問題などから引き下げ策が継続的に検討されています。

スイッチOTCが増加するということは、医療機関を受診する患者が減少する可能性もあり、医療費に少なからず影響を及ぼします。今後も益々スイッチOTCが増加することでしょう。

第4章

薬学管理料とはなにか

薬学管理料点数早見表-①

名称	備考欄	略称	点数
調剤管理料	処方箋受付1回につき、薬剤服用歴の記録・管理		
① 内服薬あり	服薬 1剤につき、3剤分まで		7日分以下 4点 8～14日分 28点 15～28日分 50点 29日分以上 60点
② ①以外			4点
重複投薬・相互作用等防止加算	処方変更あり	防A	残薬調整以外 40点
		防B	残薬調整 20点
調剤管理加算	複数医療機関から合計6種類以上の内服薬が処方されている患者	調管A	初来局時 3点
		調管B	2回目以降（処方変更・追加）3点
医療情報取得加算1	オンライン資格確認体制　6月に1回まで	医情A	3点
医療情報取得加算2	オンライン資格確認体制　電子資格確認による薬剤情報等取得　6月に1回まで	医情B	1点
服薬管理指導料	処方箋受付1回につき　薬剤情報提供・服薬指導		
1	原則3ヶ月以内に再度処方箋を持参した患者に対して行なった場合（手帳あり）	薬A	45点
2	1以外	薬B 薬C	59点
3	介護老人福祉施設等入所者　ショートステイ等の利用者も対象（オンラインによる場合含む）月4回まで	薬3A～C	45点
4	情報通信機器を使用	薬オA～C	45点（3ヶ月超または手帳なしは59点）
服薬管理指導料（特例）	3カ月以内の再調剤のうち手帳の活用実績が50％以下	特1A～C	13点
	かかりつけ薬剤師との連携対応、かかりつけ薬剤師指導	特2A～C	59点
麻薬管理指導加算		麻	22点
特定薬剤管理指導加算1	厚生労働大臣が定める特に安全管理が必要な医薬品	特管Aイ	新たに処方 10点
		特管Aロ	指導の必要 5点
特定薬剤管理指導加算2（要届出）	抗悪性腫瘍剤の注射　悪性腫瘍の治療に係る調剤　月1回まで	特管B	100点
特定薬剤管理指導加算3	イ　医薬品リスク管理計画に基づく指導、対象医薬品の最初の処方時1回まで	特管Cイ	5点
	ロ　選定療養（長期収載品の選択）等の説明、対象薬の最初の処方時1回	特管Cロ	

薬学管理料点数早見表-②

名称	備考欄	略称	点数
乳幼児服薬指導加算	6歳未満の乳幼児	乳	12点
小児特定加算	医療的ケア児（18歳未満）	小特	350点
吸入薬指導加算	喘息または慢性閉塞性肺疾患の患者　3月に1回まで	吸	30点
かかりつけ薬剤師指導料（要届出）	処方箋受付1回につき	薬指	76点
麻薬管理指導加算		麻	22点
特定薬剤管理指導加算1	厚生労働大臣が定める特に安全管理が必要な医薬品	特管Aイ	新たに処方 10点
		特管Aロ	指導の必要 5点
特定薬剤管理指導加算2（要届出）	抗悪性腫瘍剤の注射　悪性腫瘍の治療に係る調剤　月1回まで	特管B	100点
特定薬剤管理指導加算3	イ　医薬品リスク管理計画に基づく指導　対象医薬品の最初の処方時1回まで	特管Cイ	5点
	ロ　選定療養（長期収載品の選択）等の説明　対象薬の最初の処方時1回	特管Cロ	
乳幼児服薬指導加算	6歳未満の乳幼児	乳	12点
小児特定加算	医療的ケア児（18歳未満）	小特	350点
吸入薬指導加算	喘息または慢性閉塞性肺疾患の患者　3月に1回まで	吸	30点
かかりつけ薬剤師包括管理料（要届出）	処方箋受付1回につき	薬包	291点
外来服薬支援料1	月1回まで	支A	185点
外来服薬支援料2	一包化支援　内服薬のみ	支B	34点／7日分、43日分以上 240点
施設連携加算	入所中の患者を訪問、施設職員と協働した服薬管理・支援　月1回まで	施連	50点
服用薬剤調整支援料1	内服薬6種類以上から2種類以上減少　月1回まで	剤調A	125点
服用薬剤調整支援料2	内服薬6種類以上　処方医への重複投薬等の解消提案　3月に1回まで	剤調B	実績あり 110点 それ以外 90点
	重複投薬等の解消の実績あり または それ以外	剤調C	
調剤後薬剤管理指導料	地域支援体制加算の届出を行っている保険薬局、月1回まで		
	1　糖尿病患者、糖尿病用剤の新たな処方または投薬内容の変更	調後A	60点
	2　慢性心不全患者、心疾患による入院経験あり	調後B	60点

薬学管理料点数早見表-③

名称	備考欄	略称	点数
服薬情報等提供料1	保険医療機関からの求め、文書による情報提供　月1回まで	服A	30点
服薬情報等提供料2	薬剤師が必要性ありと判断、文書による情報提供、月1回まで イ) 保険医療機関 ロ) リフィル処方箋の調剤後 ハ) 介護支援専門員	服Bイ 服Bロ 服Bハ	20点
服薬情報等提供料3	保険医療機関からの求め、入院予定患者　3月に1回まで	服C	50点
在宅患者訪問薬剤管理指導料(要届出) ① 単一建物患者 1人 ② 単一建物患者 2～9人 ③ 単一建物患者 10人以上 ④ 在宅患者オンライン薬剤管理指導料	在宅患者訪問薬剤管理指導料を実施する届出を行なった保険薬局で算定可 ①～④合わせて月4回まで（末期の悪性腫瘍の患者、注射による麻薬投与が必要な患者、中心静脈栄養法の患者は週2回かつ月8回まで） 保険薬剤師1人につき週40回まで（①～④合わせて）	訪A 訪B 訪C 在オ	650点 320点 290点 59点
麻薬管理指導加算	オンラインの場合は処方箋受付1回につき	麻	100点（オンライン22点）
在宅患者医療用麻薬持続注射療法加算（要届出）	医療用麻薬持続注射療法を行っている在宅患者、オンライン不可	医麻	250点
乳幼児加算	6歳未満の乳幼児、オンラインの場合は処方箋受付1回につき	乳	100点（オンライン12点）
小児特定加算	医療的ケア児（18歳未満）　オンラインの場合は処方箋受付1回につき	小特	450点（オンライン350点）
在宅中心静脈栄養法加算(要届出)	在宅中心静脈栄養法を行っている患者　オンライン不可	中静	150点
在宅患者緊急訪問薬剤管理指導料 ① 計画的な訪問薬剤指導に係る疾患の急変 ② ①･③以外 ③ 在宅患者緊急オンライン薬剤管理指導料	在宅療養患者、医師の指示、状態の急変等に伴う対応　※新興感染症対応 ①～③合わせて月4回まで（末期の悪性腫瘍の患者、注射による麻薬投与が必要な患者、中心静脈栄養法の患者は原則月8回まで） 主治医と連携する他の保険医の指示でも可	緊訪A 緊訪B 緊在オ	500点 200点 59点

薬学管理料点数早見表-④

名称	備考欄	略称	点数
麻薬管理指導加算	オンラインの場合は処方箋受付1回につき	麻	100点（オンライン22点）
在宅患者医療用麻薬持続注射療法加算（要届出）	医療用麻薬持続注射療法を行っている患者、オンライン不可	医麻	250点
乳幼児加算	6歳未満の乳幼児　オンラインの場合は処方箋受付1回につき	乳	100点（オンライン12点）
小児特定加算	医療的ケア児（18歳未満）　オンラインの場合は処方箋受付1回につき	小特	450点（オンライン350点）
在宅中心静脈栄養法加算（要届出）	在宅中心静脈栄養法を行っている患者　オンライン不可	中静	150点
夜間・休日・深夜訪問加算	末期の悪性腫瘍の患者、注射による麻薬投与が必要な患者	夜訪	夜間400点
		休訪	休日600点
		深訪	深夜1,000点
在宅患者緊急時等共同指導料	在宅療養患者、主治医と連携する他の保険医の指示でも可、月2回まで	緊共	700点
麻薬管理指導加算		麻	100点
在宅患者医療用麻薬持続注射療法加算（要届出）	医療用麻薬持続注射療法を行っている患者	医麻	250点
乳幼児加算	6歳未満の乳幼児	乳	100点
小児特定加算	医療的ケア児（18歳未満）	小特	450点
在宅中心静脈栄養法加算（要届出）	在宅中心静脈栄養法を行っている患者	中静	150点
在宅患者重複投薬・相互作用等防止管理料	在宅患者訪問薬剤管理指導料または居宅療養管理指導費の算定患者		
	1）疑義照会に伴う処方変更	在防Aイ	残薬調整以外 40点
		在防Aロ	残薬調整 20点
	2）処方箋交付前の処方提案に伴う処方箋	在防Bイ	残薬調整以外 40点
		在防Bロ	残薬調整 20点
経管投薬支援料	初回のみ	経	100点
在宅移行初期管理料	在宅療養開始前の管理・指導、在宅患者訪問薬剤管理指導料等の初回に算定	在初	230点
退院時共同指導料	院中1回（末期の悪性腫瘍の患者等は入院中2回）まで　ビデオ通話可	退共	600点

薬学管理料　薬剤服用歴管理指導料

●薬学管理料とは……患者様が安心して薬を服用できるように、指導・管理・情報提供をおこなった時に算定できるものです。患者様ごとに薬剤服用歴を作成し、上記の内容等必要事項を記載します。薬学管理料には以下のものがあります。

1 服薬歴管理指導料について

◎患者に対する飲み方の指導や薬の説明などをおこなった場合

患者様に必要な指導をおこない作成した薬剤服用歴（＝薬歴）・お薬手帳に、その内容や必要事項を記載した時に算定します。

1　原則3月以内に再度処方箋を持参した患者に対して行なった場合　**45点**

2　1の患者以外の患者に対して行なった場合　**59点**

3　介護老人福祉施設等に入所している患者に訪問して行なった場合　**45点**

4　情報通信機器を用いた服薬指導を行なった場合

　イ　原則3月以内に再度処方箋を持参した患者に対して行なった場合　**45点**

　ロ　イの患者以外の患者に対して行なった場合　**59点**

●服薬管理指導料の注１から注13の内容

注１　１及び２については、患者に対して、次に掲げる指導等の全てを行なった場合に、処方箋受付１回につき所定点数を算定する。ただし、１の患者であって手帳を提示しないものに対して、次に掲げる指導等の全てを行なった場合は、２により算定する。なお、区分番号００に掲げる調剤基本料の注２に規定する別に厚生労働大臣が定める保険薬局のおいては、算定できない。

イ　患者ごとに作成された薬剤服用歴に基づき、投薬に係る薬剤の名称、用法、用量、効能、効果、副作用及び相互作用に関する主な情報を文書又はこれに準ずるもの（以下この表において「薬剤情報提供文書」という。）により患者に提供し、薬剤の服用に関して基本的な説明を行なうこと。

ロ　服薬状況等の情報を踏まえた薬学的知見に基づき、処方された薬剤について、薬剤の服用等に関して必要な指導をおこなうこと。

ハ　手帳を用いる場合は、調剤日、投薬に係る薬剤の名称、用法、用量その他服用に際して注意すべき事項を手帳に記載すること。

ニ　これまでに投薬された薬剤のうち服薬していないものの有無の確認に基づき、必要な指導を行なうこと。

ホ　薬剤情報提供文書により、投薬に係る薬剤に対する後発医薬品に関する情報（後発医薬品の有無及び価格に関する情報を含む。）を患者に提供すること。

ヘ　処方された薬剤について、保険薬剤師が必要と認める場合は、患者の薬剤の使用の状況等を継続的かつ的確に把握するとともに、必要な指導等を実施すること。

注2　３については、保険薬剤師が別に厚生労働大臣が定める患者を訪問し、服薬状況等を把握した上で、必要に応じて当該施設職員と協力し、次に掲げる指導等の全てを行なった場合に、月に４回に限り、処方箋受付１回につき所定点数を算定する。

イ　患者ごとに作成された薬剤服用歴に基づき、薬剤情報提供文書により患者又は現に薬剤を管理している者（以下この区分番号において「患者等」という。）に提供し、薬剤の服用に関して基本的な説明を行なうこと。

ロ　服薬状況等の情報を踏まえた薬学的知見に基づき、処方された薬剤について、薬剤の服用等に関して必要な指導を行なうこと。

ハ　手帳を用いる場合は、調剤日、投薬に係る薬剤の名称、用法、用量その他服用に際して注意すべき事項を手帳に記載すること。

ニ　これまでに投薬された薬剤のうち服薬していないものの有無の確認をに基づき、必要な指導を行なうこと。

ホ　必要に応じて薬剤情報提供文書により、投薬に係る薬剤に対する後発医薬品に関する情報（後発医薬品の有無及び価格に関する情報を含む。）を患者に提供すること。

ヘ　処方された薬剤について、保険薬剤師が必要と認める場合は、患者の薬剤の使用の状況等を継続的かつ的確に把握するとともに必要な指導を実施すること。

注3　４については、情報通信機器を用いた服薬指導を行なった場合に、処方せん受付１回につき所定点数を計算する。ただし、４のイの患者であって手帳を提示しないものに対して、情報通信機器を用いた服薬指導を行なった場合は、４のロにより算定する。なお、区分番号００に掲げる調剤基本料の注２に規定する別に厚生労働大臣が定める保険薬局においては、算定できない。

注4　麻薬を調剤した場合であって、麻薬の服用に関し、その服用

改定後　**調剤報酬明細書の記載要項の変更**

	薬剤服用歴管理指導料を算定する場合			
	薬剤服用歴管理指導料1	薬剤服用歴管理指導料2	薬剤服用歴管理指導料3	薬剤服用歴管理指導料の特例（13点）
3ヶ月以内。手帳あり	薬A（45点）		薬3A（45点）	特1A（13点）
3ヶ月以内。手帳なし		薬B（59点）	薬3B（45点）	特1B（13点）
3ヶ月以内以外		薬C（59点）	薬3C（45点）	特1C（13点）

・薬剤服用歴管理指導料4（3ヶ月以内再来局・手帳あり）… 特1オA（45点）
・薬剤服用歴管理指導料の特例（情報通信機器を用いた服薬指導）… 薬オA（13点）

及び保管の状況、副作用の有無等について患者に確認し、必要な**薬学的管理及び指導**を行なったときは、麻薬管理加算して**22点**を加算する。

注5　特に安全管理が必要な医薬品として別に厚生労働大臣が定めるものを調剤した場合であって、当該医薬品の服用に関し、その服用状況、副作用の有無等について患者に確認し、必要な薬学的管理及び指導を行なったときには、**特定薬剤管理指導加算1**として、次に掲げる点数をそれぞれ所定点数に加算する。

イ　特に安全管理が必要な医薬品が新たに処方された患者に対して必要な指導を行った場合　**10点**

ロ　特に安全管理が必要な医薬品に係る用法又は用量の変更、患

者の副作用の発現状況等に基づき薬剤師が必要と認めて指導を行った場合　**5点**

注6　別に厚生労働大臣が定める施設基準に適合しているものとして地方厚生局長等に届け出た保険薬局において、別に厚生労働大臣が定める患者に対して、当該患者の副作用の発現状況、治療計画等を文書により確認し、必要な薬学的管理及び指導を行なった上で、当該患者の同意を得て、悪性腫瘍の治療に係る薬剤の投薬又は注射に関し、電話等により、その服用状況、副作用の有無等について患者に確認し、保険医療機関に必要な情報を文書により提供した場合には、**特定薬剤管理指導加算2**として、月１回に限り**100点**を所定点数に加算する。この場合において、区分番号１５の５に掲げる服薬情報等提供料は算定できない。

注7　調剤を行う医薬品を患者が選択するために必要な説明及び指導を行ったイ又はロに掲げる場合には、特定薬剤管理指導加算３として、患者1人につき当該品目に関して最初に処方された１回に限り、５点を所定点数に加算する。

イ　特に安全性に関する説明が必要な場合として当該医薬品の医薬品リスク管理計画に基づき製造販売業者が作成した当該医薬品に係る安全管理等に関する資料を当該患者に対して最初に用いた場合

ロ　調剤前に医薬品の選択に係る情報が特に必要な患者に説明及び指導を行った場合

注8　６歳未満の乳幼児に係る調剤に際して必要な情報等を直接患者又はその家族等に確認した上で、患者又はその家族等に対し、服用に関して必要な指導を行ない、かつ、当該指導の内容等を手帳に記載した場合には、**乳幼児服薬指導加算**として、**12点**を所定点数に加算する。

注9　児童福祉法第56条の６第２項に規定する障害児である患者に係る調剤に際して、必要な情報等を直接当該患者又はその家族に確認した上で、当該患者又はその家族に対し、服用に関して必要な指導を行ない、かつ当該指導の内容等を手帳に記載した場合には小児特定加算として、**350点**を所定点数に加算する。この場合において、注７に規定する加算は算定できない。

注10　喘《ぜん》息又は慢性閉塞性肺疾患の患者であって、吸入薬の投薬が行なわれているものに対して、当該患者若しくはその家族等又は保険医療機関の求めに応じて、当該患者の同意を得た上で、文書及び練習用吸入器等を用いて、必要な薬学的管理及び指導を行なうとともに、保険医療機関に必要な情報を文書により提供した場合には、**吸入薬指導加算**として、３月に１回に限り**30点**を所定点数に加算する。この場合において、区分番号１５の５に掲げる服薬情報等提供料は算定できない。

注11　区分番号15に掲げる在宅患者訪問薬剤管理指導料を算定し

ている患者については、当該患者の薬学的管理指導計画に係る疾病又は負傷に係る臨時の投薬が行われた場合を除き算定しない。

注12　服薬管理指導料の３係る業務に要した交通費は、患家の負担とする。

注13　別に厚生労働大臣が定める保険薬局において、注１、注２又は注３に掲げる指導等の全てを行なった場合には、注１、注２及び注３の規定にかかわらず、**服薬管理指導料の特例**として、処方箋受付１回につき、**13点**を算定する。この場合において、注４から注10までに規定する加算は算定できない。

●服薬管理指導料の特例　59点

（かかりつけ薬剤師と連携する他の薬剤師が対応した場合）

注14　当該保険薬局における直近の調剤において、区分番号１３の２に掲げる、かかりつけ薬剤師指導料又は、区分番号１３の３に掲げる、かかりつけ薬剤師包括管理料を算定した患者に対して、やむを得ない事情により、当該患者の同意を得て、当該指導料又は管理料の算定に係る保険薬剤師と、当該保険薬剤師の所属する保険薬局の他の保険薬剤師であって、別に厚生労働大臣が定めるものが連携して、注１に掲げる指導等の全てをおこなった場合には、注１の規定にかかわらず、**服薬管理指導料の特例**として、処方箋受付１回につき、**59点**を算定する。

注15　区分番号００に掲げる特別調剤基本料Ａを算定する保険薬局において、区分番号００に掲げる調剤基本料の注６に規定する厚生労働大臣が定める保険医療機関への情報提供を行った場合は、注６及び注10に規定する加算は、算定できない。

2 調剤管理料

◎処方された薬剤について患者や家族から情報収集し、薬剤服用歴への記録などを行った場合

●調剤管理料

1　内服薬（浸煎薬及び湯薬を除く）を調剤した場合（1剤につき）

イ	7日分以下の場合	**4点**
ロ	8日分以上14日分以下の場合	**28点**
ハ	15日分以上28日分以下の場合	**50点**
ニ	29日分以上の場合	**60点**

2　1以外の場合　**4点**

注1　保険薬剤師が、患者又は家族等から収集した当該患者の投薬歴、副作用歴、アレルギー歴、服薬状況等の情報、手帳、医薬品リスク管理計画（(医薬品、医薬部外品、化粧品、医療機器及び再生医療等製品の製造販売後安全管理の基準に関する省令（平成16年厚生労働省令第135号）第2条第3項に規定するものをいう。以下同じ）に基づき製造販売業者が策定した医薬品に限る)、薬剤服用歴等に基づき、受け付けた処方箋の処方内容について、薬学的分析及び評価を行った上で、患者ごとに薬剤服用歴への記録その他必要な薬学的管理を行った場合に算定できる。

注2　1については1回の処方箋受付について4剤以上であって

も、３剤として算定する。

●**調剤管理料の加算**

●**重複投薬・相互作用防止加算**

イ　残薬調整に係るもの以外の場合　**40点**

ロ　残薬調整に係るものの場合　**20点**

●**調剤管理加算**

イ　初来局時　**3点**

ロ　2回目以降（処方変更・追加あり）　**3点**

【調剤管理加算】

調剤管理加算は、複数の保険医療機関から合計で６種類以上の内服薬（特に規定するものを除く）が処方されている患者であって、初めて処方箋を持参した場合又は２回目以降に処方箋を持参した場合であって、処方内容の変更により内服薬の変更又は追加があった場合に、患者又はその家族等に対して、当該患者が服用中の薬剤について、重複投薬、相互作用等の有無を確認した上で、手帳、オンライン資格確認等システムを活用 した薬剤情報や特定健診等情報、薬剤服用歴等、直接患者又はその家族等から収集した服薬状況等の情報等に基づき、服薬状況等の情報を一元的に把握し、必要な薬学的分析をおこなった場合に処方箋受付１回につき算定する。

●医療情報取得加算

1　施設基準を満たす保険薬局において調剤を行った場合　**3点**（6月に1回）

2　1であって、オンライン資格確認により患者に係る診療情報を取得等した場合　**1点**（6月に1回）

調剤に係る十分な情報を取得する体制として別に厚生労働大臣が定める施設基準を満たす保険薬局（注3に規定する別に厚生労働大臣が定める保険薬局を除く）において調剤を行った場合は、医療情報取得加算1として、6月に1回に限り3点を所定点数に加算する。

ただし、健康保険法第3条第13項に規定する電子資格確認により患者に係る診療情報を取得した場合にあっては、医療情報取得加算2として、6月に1回に限り1点を所定点数に加算する。

3 麻薬管理指導加算

◎麻薬の服用、保管状況の指導

●所定点数　**麻薬管理指導加算　22点**

麻薬管理指導加算は、当該患者又はその家族等に対して、調剤後、継続的に電話等により投与される麻薬の服用状況、残薬の状況及び保管状況について確認し、残薬の適切な取扱方法も含めた保管取扱い上の注意等に関し必要な指導を行うとともに、麻薬による鎮痛等の効果や患者の服薬中の体調の変化（副作用が疑われる症状等）の有無の確認を行い、必要な薬学的管理及び指導を行った場合に算定する。

4 特定薬剤管理指導加算

◎特に安全管理が必要な医薬品を調剤し、薬学的管理及び指導がおこなわれた場合

●所定点数　**特定薬剤管理指導加算１　イ　10点　ロ　５点**

●所定点数　**特定薬剤管理指導加算２　月１回　100点**

●所定点数　**特定薬剤管理指導加算３　初回に限り　５点**

特に安全管理が必要な医薬品として厚生労働大臣が定めるものを調剤した場合であって、その服用状況、副作用の有無等について患者に確認し、必要な薬学的管理および指導がおこなわれた場合に加算します。

処方せん受付1回につき、1回に限り算定でき、要点を薬剤服用歴の記録に記載します。

5 乳幼児服薬指導加算

◎6歳未満の乳幼児への調剤の場合

●所定点数　**乳幼児服薬指導加算　12点**

6歳未満の乳幼児に係る調剤に際して必要な情報等を直接患者またはその家族等に確認した上で、患者またはその家族等に対し、服用に関して必要な指導をおこない、かつ、当該指導の内容等を薬剤服用歴、手帳に記載した場合に加算します。

6 小児特定加算

◎18歳未満の医療的ケア児への調剤の場合

●所定点数　**小児特定加算　350点**

医療的ケア児である患者に係る調剤に際して必要な情報等を直接当該患者又はその家族等に確認した上で、当該患者又はその家族等に対し、服用に関して必要な指導をおこない、かつ、当該指導の内容等を手帳に記載した場合に加算します。

⑦ 吸入薬指導加算

◎喘息や慢性閉塞性肺疾患の患者の場合

３月に１回限り　**30点**

喘息又は慢性閉塞性肺疾患の患者であって吸入薬の投薬が行われているものに対して、当該患者若しくはその家族等又は保険医療機関の求めに応じて、当該同意を得た上で、文書及び、練習用吸入器等を用いて、必要な薬学的管理及び指導を行うとともに、保険医療機関に必要な情報を文書により提供した場合に加算します。

8 かかりつけ薬剤師指導料・かかりつけ薬剤師包括管理料

◎地方厚生局長等に届け出た場合

●所定点数　**かかりつけ薬剤師指導料　76点**（処方せん受付1回につき）

施設基準適合の届出の保険薬局で、かかりつけ薬剤師が指導等を実施した場合、処方せん受付1回につき算定します。

患者様が選択したかかりつけ薬剤師が、処方医と連携して服薬状況を一元的・継続的に把握した上で、患者様に対して服薬指導等をおこなう業務を薬学管理料として評価したものです。

【補足（調剤報酬点数表に関する事項）】

（1）かかりつけ薬剤師指導料は、保険医と連携して患者の服薬状況を一元的・継続的に把握した上で患者に対して服薬指導等を行った場合に算定できる。

（2）算定に当たっては、当該指導料を算定しようとする薬剤師本人が次に掲げる全ての事項を説明した上で、患者に対し、別紙様式2を参考に作成した同意書に、かかりつけ薬剤師に希望する事項及び署名の記載を求め、同意を得る。また、かかりつけ薬剤師に関する情報を文書により提供する。必要な記入を行った同意書は、当該保険薬局において保管し、当該患者の薬剤服用歴等にその旨を記載する。

なお、かかりつけ薬剤師がやむを得ない事情により業務を行なえない場合に、かかりつけ薬剤師と連携する他の薬剤師が服薬指導を行なうことについて患者が希望する場合は、あらかじめ文書で患者の同意を得ること。その場合、当該保険薬剤師の氏名について当該文書に記載すること。

ア　かかりつけ薬剤師の業務内容

イ　かかりつけ薬剤師を持つことの意義、役割等

ウ　かかりつけ薬剤師指導料の費用

エ　当該指導料を算定しようとする薬剤師が、当該患者がかかりつけ薬剤師を必要とする

（3）同意取得は、当該薬局に複数回来局している患者に行うこととし、患者の同意を得た後、次回の処方箋受付時以降に算定できる。なお、1人の患者に対して、1か所の保険薬局における1人の保険薬剤師のみについてかかりつけ薬剤師指導料を算定できるものであり、同一月内は同一の保険薬剤師について算定すること。

（4）他の保険薬局及び保険医療機関においても、かかりつけ薬剤師・薬局の情報を確認できるよう、患者が保有する手帳等にかかりつけ薬剤師の氏名、勤務先の保険薬局の名称及び連絡先を記載する。

（5）患者に対する服薬指導等の業務はかかりつけ薬剤師が行うことを原則とする。ただし、やむを得ない事由により、かかりつけ薬剤師が業務を行えない場合は、当該保険薬局に勤務する他の保険薬剤師が服薬指導等を行っても差し支えないが、かかりつけ薬剤師指導料は算定できない（要件を満たす場合は、「区分番号10」の服薬管理指導料を算定できる）。この場合、他の保険薬剤師が服薬指導等で得た情報については、薬剤服用歴等に記載するとともに、かかりつけ薬剤師と情報を共有すること。

（6）かかりつけ薬剤師は、担当患者に対して、以下の服薬指導等を行う。

ア　「区分番号10」の服薬管理指導料に係る業務を実施した上で患者の理解に応じた適切な服薬指導等を行うこと。

イ　患者が服用中の薬剤等について、患者を含めた関係者が一元的、継続的

に確認できるよう、患者の意向を確認した上で、服薬指導等の内容手帳等に記載すること。

ウ　患者が受診している全ての保険医療機関の情報を把握し、服用している処方薬をはじめ、要指導医薬品及び一般用医薬品（以下「要指導医薬品等」という）並びに健康食品等について全て把握するとともに、その内容を薬剤服用歴の記録に記載すること。また、当該患者に対して、保険医療機関を受診する場合や他の保険薬局で調剤を受ける場合には、かかりつけ薬剤師を有している旨を明示するよう説明すること。

エ　患者がかかりつけ薬剤師からの服薬指導を受けられるよう、当該保険薬局における勤務日数等の必要な情報を伝えること。

オ　患者から休日、夜間を含む時間帯の相談に応じる体制をとり、開局時間外の連絡先を伝えること。原則として、かかりつけ薬剤師が相談に対応することとするが、当該保険薬局のかかりつけ薬剤師以外の別の保険薬剤師が相談等に対応しても差し支えない。ただし、当該保険薬局のかかりつけ薬剤師以外の別の保険薬剤師が対応した場合においては、かかりつけ薬剤師指導料は算定できない。また、やむを得ない事由により、患者からの電話等による問い合わせに応じることができなかった場合は、速やかに折り返して連絡することができる体制がとられていること。なお、自宅等の当該保険薬局以外の場所で対応する場合にあっては、必要に応じて薬剤服用歴等が閲覧できる体制が整備されていることが望ましい。

カ　患者が他の保険薬局等で調剤を受けた場合は、その服用薬等の情報を入手し、薬剤服用歴等に記載すること。

キ　調剤後も患者の服薬状況の把握、指導等を行い、その内容を薬剤を処方した保険医に情報提供し、必要に応じて処方提案すること。服薬状況の把握は、患者の容態や希望に応じて、定期的にすること（電話による連絡、患家への訪問、患者の来局時など）。また、服用中の薬剤に係る重要な情報を知ったときは、患者に対し当該情報を提供すること。

ク　継続的な薬学的管理のため、患者に対して、服用中の薬剤等を保険薬局に持参する動機付けのために薬剤等を入れる袋等を必要に応じて提供し、その取組（いわゆるブラウンバッグ運動）の意義等を説明すること。また、患者が薬剤等を持参した場合は服用薬の整理等の薬学的管理を行うこととするが、必要に応じて患家を訪問して服用薬の整理等を行うこと。なお、訪問に要した交通費（実費）は、患家の負担とする。

ケ　必要に応じ、患者が入手している調剤及び服薬指導に必要な血液・生化学検査結果の提示について、患者の同意が得られた場合は当該情報を参考として、薬学的管理及び指導を行う。

（7）かかりつけ薬剤師指導料を算定する患者以外の患者への服薬指導等又は地域住民からの要指導医薬品等の使用に関する相談及び健康の維持増進に関する相談に対しても、丁寧に対応した上で、必要に応じて保険医療機関へ受診勧奨を行うよう努める。

(8) 麻薬管理指導加算、特定薬剤管理指導加算１、特定薬剤管理指導加算２、特定薬剤管理指導加算３、乳幼児服薬指導加算、小児特定加算及び吸入薬指導加算の取扱いについては、薬剤服用歴管理指導料の麻薬管理指導加算、特定薬剤管理指導加算１、特定薬剤管理指導加算２、特定薬剤管理指導加算３、乳幼児服薬指導加算、小児特定加算及び吸入薬指導加算に準じるものとする。

（9）育児休業、介護休業等育児又は家族介護を行う労働者の福祉に関する法律（平成３年法律第76号）第16条の８で定める期間に、当該保険薬局の勤務

（別紙様式1）

患者の服薬状況等に係る情報提供書

情報提供先医療機関名
担当医　　　　　　　　科　　　　　　　　殿

令和　　年　　月　　日
情報提供元保険薬局の所在地及び名称
電 話
（FAX）
保険薬剤師氏名　　　　　　　　　　　　　　印

患者氏名
性別（男・女）　生年月日　明・大・昭・平・令　　年　　月　　日生（　　歳）
住所
電話番号

以下のとおり、情報提供いたします。

情報提供の概要：

1　処方薬の情報
　薬剤名等：

2　併用薬剤等（一般用医薬品、医薬部外品、いわゆる健康食品を含む。）の情報
　薬剤名等：

3　処方薬剤の服用状況（アドヒアランス及び残薬等）に及びそれに対する指導に関する情報

4　患者、家族又は介護者からの情報（副作用のおそれがある症状及び薬剤服用に係る意向等）

5　薬剤に関する提案

6　その他

［記載上の注意］
1　必要がある場合には、続紙に記載して添付すること。
2　わかりやすく記入すること。
3　必要な場合には、手帳又は処方箋等の写しを添付すること。

（別紙様式２）

様式例

かかりつけ薬剤師指導料（かかりつけ薬剤師包括管理料）について

○○薬局

患者さんの「かかりつけ薬剤師」として、安心して薬を使用していただけるよう、複数の医療機関にかかった場合でも処方箋をまとめて受け付けることで、使用している薬の情報を一元的・継続的に把握し、薬の飲み合わせの確認や説明を行っています。こうした取組を通じ、多職種と連携することで患者さんの安心・安全や健康に貢献します。

次の内容を薬剤師が説明いたしますので、同意していただける場合はご署名ください。

《かかりつけ薬剤師が実施すること》

薬剤師の＿＿＿＿＿＿＿＿＿＿＿＿が

1．安心して薬を使用していただけるよう、使用している薬の情報を一元的・継続的に把握します。
2．お薬の飲み合わせの確認や説明などは、かかりつけ薬剤師が担当します。
3．お薬手帳に、調剤した薬の情報を記入します。
4．処方医や地域の医療に関わる他の医療者（看護師等）との連携を図ります。
5．開局時間内／時間外を問わず、お問い合わせに応じます。
6．血液検査などの結果を提供いただいた場合、それを参考に薬学的な確認を行います。
7．調剤後も、必要に応じてご連絡することがあります。
8．飲み残したお薬、余っているお薬の整理をお手伝いします。
9．在宅での療養が必要となった場合でも、継続してお伺いすることができます。

注）かかりつけ薬剤師包括管理料は、医療機関で地域包括診療料／加算等が算定されている方が対象です。

《薬学的観点から必要と判断した理由》（かかりつけ薬剤師記入欄）

《かかりつけ薬剤師に希望すること》（患者記入欄）

☐ 薬の一元的・継続的な把握　☐ 他の医療関係者との連携
☐ 薬の飲み合わせなどのチェック　☐ 飲み残した場合の薬の整理
☐ 薬に関する丁寧な説明　☐ 調剤後のフォロー
☐ 時間外の電話相談　☐ 在宅療養が必要になった場合の対応
☐ かかりつけ薬剤師が不在の場合、かかりつけ薬剤師と連携する薬剤師による対応※
☐ その他（　　　　　　　　　　　　　　　　　　　　　　）

※《希望する場合》（かかりつけ薬剤師記入欄）

連携する薬剤師の氏名（　　　　　　　　　　　　　　　）※１名まで

薬剤師による説明を理解し、かかりつけ薬剤師による服薬指導を受けることに同意します。

年　　月　　日

お名前（ご署名）：＿＿＿＿＿＿＿＿＿＿＿＿

かかりつけ薬剤師＿＿＿＿＿＿＿＿＿＿＿＿に関する情報

【経歴】

【認定薬剤師、専門薬剤師資格】

【修了した研修】

【論文、学会発表の実績】

【所属学会・団体、その他】

【連絡先】

（別紙）

かかりつけ薬剤師指導料（かかりつけ薬剤師包括管理料）について〈説明用資料〉

薬の情報の一元的・継続的な把握

○医療機関や当薬局以外でもらった薬がありましたら、その内容を薬剤師にお申し出ください。旅行など特別な場合を除き、原則として、処方箋は当薬局にお持ちください。かかりつけ薬剤師が薬局にいる時間は勤務表にてご確認ください。
○使用している市販薬や健康食品などもあれば、併せてお知らせください。

かかりつけ薬剤師による薬の説明や指導

※薬剤師名（　　　　　　　　　　）

○医療機関を受診したり、ほかの薬局を利用される際には、「かかりつけ薬剤師」を決めていることをお伝えください。
○当薬局の連絡先や薬剤師名が記載されているお薬手帳を提示していただくと便利です。
○やむを得ない理由により「かかりつけ薬剤師」が対応できない場合は、ほかの薬剤師が責任をもって担当いたします。

お薬手帳

○お薬手帳を忘れずにご持参ください。
○医療機関を受診したり、ほかの薬局を利用される際にも、その手帳を提出してください。

処方医との連携

○薬の使用中に気になることがありましたら、必ずお申し出ください。医師へ連絡するなど、適切に対応します。

開局時間外の対応

○緊急時などのお問い合わせにも24時間対応します。
○お薬手帳に記載してある電話番号にご連絡ください。

調剤後の対応

○薬の使用状況の確認が必要な場合や、重要な情報を入手した際には、当薬局からご連絡します。

残薬の整理

○使用せずに残った薬や使用方法がわからなくて困っている薬がある場合は、お気軽に当薬局へお持ちください。

費用

○かかりつけ薬剤師指導料（76点）に要する費用は、3割負担の場合約230円です（※現在のご負担（服薬管理指導料）との実際の差額は、約60円または約100円程度の増）。
○かかりつけ薬剤師包括管理料（291点）は3割負担の場合870円ですが、調剤基本料、調剤調製料と調剤管理料のご負担は生じません。
○かかりつけ薬剤師が対応できない場合は、服薬管理指導料（45点または59点）又は服薬管理指導料の特例（59点）を算定します。

※ 同意はいつでも取り下げることができます。

時間が週32 時間に満たない薬剤師が算定する場合には、次に掲げる対応を行う。

ア　同意取得に当たり、勤務時間が通常より短いことを説明する。

イ　当該保険薬局に勤務する他の保険薬剤師と当該患者についての情報を共有し、同意している保険薬剤師の不在時に患者から問い合わせがあった場合等に、他の保険薬剤師が同意している保険薬剤師と連絡を取るなどして円滑に対応できる体制を整えておく。

(10) かかりつけ薬剤師指導料は、服薬管理指導料又はかかりつけ薬剤師包括管理料と同時に算定することはできない。

(11) 平成30年4月1日前に取得した同意は、(2)の規定によらずその効力を有する。ただし、患者が同意の取消しを申し出た場合は、この限りでない。

(12) かかりつけ薬剤師指導料は、特別調剤基本料Bを算定している保険薬局は算定できない。

＜加算＞

●所定点数　**麻薬管理指導料加算　22点**

麻薬を調剤した場合、服用に関しおよび保管の状況、副作用の有無等について患者に確認し、必要な薬学的管理及び指導をおこなったときは、22点を所定点数に加算します。

●所定点数　**特定薬剤管理指導加算1　10点**

特に安全管理が必要な医薬品として別に厚生労働大臣が定めるものを調剤した場合、服用状況、副作用の有無等について患者に確認し、必要な薬学的管理及び指導をおこなったときには特定薬剤管理指導加算１として、次に掲げる点数をそれぞれ所定点数に加算します。

イ　特に安全管理が必要な医薬品が新たに処方された患者に対して必要な指導を行った場合　**10点**

ロ　特に安全管理が必要な医薬品に係る用法又は用量の変更、患者の副作用の発現状況に基づき薬剤師が必要と認めて指導を行った場合　**5点**

●所定点数　**特定薬剤管理指導加算２**　月１回　**100点**

別に厚生労働大臣が定める施設基準に適合しているものとして地方厚生局長等に届け出た保険薬局において、別に厚生労働大臣が定める患者に対して、当該患者の副作用の発現状況、治療計画等を文書により確認し、必要な薬学的管理及び指導を行った上で、当該患者の同意を得て、悪性腫瘍の治療に係る薬剤の投薬又は注射に関し、電話等により、その服薬状況、副作用の有無等について当該患者に確認し、保険医療機関に必要な情報を文書により提供した場合に、月１回に限り100点を所定点数に加算します。

●所定点数　**薬剤管理指導加算３　初回に限り　5点**

調剤を行う医薬品を患者が選択するために必要な説明及び指導を行ったイ又はロに掲げる場合には、患者１人につき、当該品目に関して最初に処方された１回に限り所定点数に加算します。

イ　特に安全性に関する説明が必要な場合として当該医薬品の医

薬品リスク管理計画に基づき製造販売業が作成した当該医薬品に係る安全管理等に関する資料を当該患者に対して最初に用いた場合

ロ　調剤前に医薬品の選択に係る情報が特に必要な患者に説明及び指導を行った場合

●所定点数　**乳幼児服薬指導加算　12点**

６歳未満の乳幼児に係る調剤に際して必要な情報等を直接患者またはその家族等に確認した上で、患者またはその家族等に対し、服用に関して必要な指導をおこない、かつその指導の内容等を手帳に記載した場合には12点を所定点数に加算します。

●所定点数　**小児特定加算　350点**

児童福祉法第56条の６第２項に規定する障害児である患者（18歳未満）に対して、調剤に際して必要な情報等を直接その患者又はその家族等に確認した上で、その患者又はその家族に対し、服用に関して必要な指導を行い、かつその指導の内容等を手帳に記載した場合に350点を所定点数に加算する。

●所定点数　**吸入薬指導加算**　３月に１回限り　**30点**

喘息又は慢性閉塞性肺疾患の患者であって、吸入薬の投薬が行われているものに対して、当該患者若しくはその家族等又は保険医療機関の求めに応じて、当該患者の同意を得た上で、文書及び練習用吸入器等を用いて、必要な薬学的管理及び指導を行うとともに、保険医療機関に必要な情報を文書により提供した場合に所定点数に加算します。

＜同時算定不可＞

・かかりつけ薬剤師包括管理料を算定している患者様。
・在宅患者訪問薬剤管理指導料を算定している患者様。

※薬学的管理指導計画を実施している疾病とは別疾病や負傷に対する臨時の投薬がおこなわれた場合は除く。

●所定点数　**かかりつけ薬剤師包括管理料　291点（処方せん受付1回につき）**

注１　別に厚生労働大臣が定める施設基準に適合しているものとして地方厚生局長等に届け出た保険薬局（区分番号００に掲げる調剤基本料の注２に規定する別に厚生労働大臣が定める保険薬局を除く）において、当該施設基準に規定する要件を満たした保険薬剤師が、診療報酬医科点数表の区分番号Ａ００１に掲げる再診料の注12に掲げる地域包括診療加算若しくは注13に掲げる認知症地域包括診療加算、区分番号Ｂ００１－２－９に掲げる地域包括診療料又は区分番号Ｂ００１－２－10に掲げる認知症地域包括診療料を算定している患者の同意を得て、必要な指導等を行った場合に、処方箋受付１回につき所定点数を算定できる。

この場合、この表（※1）に規定する費用（区分番号０１に掲げる薬剤調製料の注４、及び注５に規定する加算、区分番号１５に

※１「別表第三、調剤報酬点数表」厚労省ホームページ参照。

掲げる在宅患者訪問薬剤管理指導料（当該患者の薬学的管理指導計画に係る疾病と別の疾病又は負傷に係る臨時の投薬が行われた場合に限る。）、区分番号１５の２に掲げる在宅患者緊急訪問薬剤管理指導料、区分番号１５の３に掲げる在宅患者緊急時等共同指導料、区分番号１５の４に掲げる退院時共同指導料、区分番号15の７に掲げる経管投薬支援料、区分番号１５－８に掲げる在宅移行初期管理料、区分番号２０に掲げる使用薬剤料及び区分番号３０に掲げる特定保険医療材料を除く。）は当該点数に含まれるものとする。

注２　区分番号１０の３に掲げる服薬管理指導料、区分番号１３の２に掲げるかかりつけ薬剤師指導料を算定している患者については、算定しない。

◎補足（調剤報酬点数表に関する事項）

（1）かかりつけ薬剤師包括管理料は、(2)に該当する患者のかかりつけ薬剤師が、保険医と連携して患者の服薬状況を一元的・継続的に把握した上で患者に対して服薬指導等を行った場合に算定できる。

（2）かかりつけ薬剤師包括管理料の対象患者は、診療報酬点数表の「区分番号 A001」の「注 12」地域包括診療加算若しくは「注 13」認知症地域包括診療加算又は区分番号「B001-2-9」の地域包括診療料若しくは「区分番号 B001-2-10」の認知症地域包括診療料を算定している患者とする。

なお、これらの患者のかかりつけ薬剤師として「かかりつけ薬剤師指導料」又は「かかりつけ薬剤師包括管理料」を算定する場合には、患者の同意の下で保険薬局においていずれかを算定できる。
（3）患者の服薬状況等については、薬学的知見に基づき随時把握して、保険医に対して、その都度情報提供するとともに、必要に応じて処方提案する。なお、情報提供の要否、方法、頻度等については、あらかじめ保険医と相談して合意が得られている場合は、当該合意に基づいた方法等によることで差し支えない。
（4）かかりつけ薬剤師包括管理料の算定に当たっては、「区分番号13の2」のかかりつけ薬剤師指導料の（2）から（7）まで、(9)及び (11) を準用する。この場合において、「かかりつけ薬剤師指導料」は「かかりつけ薬剤師包括管理料」と読み替える。
（5）かかりつけ薬剤師包括管理料は、服薬管理指導料又はかかりつけ薬剤師指導料と同時に算定できない。
（6）かかりつけ薬剤師包括管理料は、特別調剤基本料Bを算定している保険薬局は算定できない。

◎疑義解釈（※2）

・Q＆A（H28年調剤報酬改定）

（問①）**かかりつけ薬剤師指導料及びかかりつけ薬剤師包括管理料の患者の同意取得**について、例えば、患者が最初に来局した際にアレルギー歴や後発医薬品を使用することの意向等を確認するアンケートの中でかかりつけ薬剤師についても意向を確認した場合、そのアンケートの署名をもって同意を取得したことになるのか。
(答) アンケートを行う際に、アンケートとは別に、かかりつけ薬

※2 「疑義解釈」とは、医療機関などから受けた問い合わせに対する、厚生労働省からの回答のこと。

剤師を選択することの意向確認を行うことは差し支えないが、同意の取得に当たっては、かかりつけ薬剤師の業務内容、かかりつけ薬剤師を持つことの意義、役割等について、当該指導料を算定しようとする薬剤師が改めて説明した上で、かかりつけ薬剤師に対する患者の同意を取得する必要がある。また、アンケートへの署名ではかかりつけ薬剤師の同意を取得したことにならないので、別途、かかりつけ薬剤師への同意に係る署名であることが明確にわかるようにすること。

（問②）患者が**かかりつけ薬剤師を別薬局の薬剤師に変更する場合**はどのような対応が必要になるか。

（答）かかりつけ薬剤師指導料及びかかりつけ薬剤師包括管理料については、同一月内は同じ薬剤師により算定することが必要である。このため、患者の希望によりかかりつけ薬剤師を変更する場合、変更後のかかりつけ薬剤師は、変更前の算定状況を患者に確認して、算定可能となる時期（変更前のかかりつけ薬剤師が算定していた翌月以降）に留意して対応すること。この場合、変更前後の薬局においては、薬剤服用歴の記録に、かかりつけ薬剤師が変更された旨記載しておくこと。

なお、かかりつけ薬剤師は頻繁に変更されるものではないが、患者の引っ越し等の理由により、患者が別薬局で新たなかかりつけ薬剤師を選択する場合も想定されるため、かかりつけ薬剤師は患者に対して、かかりつけ薬剤師を変更する場合は、その旨を事前に伝えるよう説明しておくこと。

（問③）かかりつけ薬剤師が退職する等の理由で、当該薬局の別の薬剤師に引き継ぎを行う場合、新たなかかりつけ薬剤師として当該薬剤師が継続してかかりつけ薬剤師指導料又はかかりつけ薬剤師包括管理料を算定することは可能か。

（答） 同一薬局内であっても、かかりつけ薬剤師を変更する場合には、新たなかかりつけ薬剤師を選択することの患者の同意が必要である。また、同一月内は同じ薬剤師により算定することとしているため、患者の同意を取得する時期も含め、薬局内で円滑に引き継ぎを行うこと。

なお、かかりつけ薬剤師指導料及びかかりつけ薬剤師包括管理料は、患者の同意を取得した後の次回処方箋受付時以降に算定可能となるので、患者の同意を得る時期によっては、継続して算定することができない場合があることにも留意すること。

（問④）薬剤服用歴管理指導料、かかりつけ薬剤師指導料又はかかりつけ薬剤師包括管理料のいずれを算定するかは、薬局側が選択できるという理解でよいか。

（答） かかりつけ薬剤師指導料及びかかりつけ薬剤師包括管理料については、患者の同意を得た薬剤師が算定できるものであり、算定要件を満たす場合は患者の同意の下でいずれかの点数を算定する。それ以外の場合は、算定要件を満たせば薬剤服用歴管理指導料を算定することになる。

（問⑤）かかりつけ薬剤師指導料及びかかりつけ薬剤師包括管理料の算定要件に「患者から24時間相談に応じる体制をとり、開局時間外の連絡先を伝える」とあるが、担当患者に伝える連絡先は、かかりつけ薬剤師が専有する携帯電話等でなければならないか。

（答） 相談に応じる体制は、かかりつけ薬剤師が対応することを原則としているが、やむを得ない場合は当該薬局の別の薬剤師による対応でも可能である。したがって、かかりつけ薬剤師又はあらかじめ患者に伝えた当該薬局の別の薬剤師が対応できる連絡先であればよい。

（問⑥）かかりつけ薬剤師指導料及びかかりつけ薬剤師包括管理料を算定する際の患者の同意については、患者本人の同意取得が困難な場合は、介護を行っている家族等の同意でもよいか。

（答） 貴見のとおり。

なお、施設の入所者等に対する患者本人の同意取得については、患者ごとの状況に応じて個別に判断すべきものであり、施設単位でまとめて同意取得すべきではない。

（問⑦）特別養護老人ホーム入所者に対して、患者の同意を得た場合、**かかりつけ薬剤師指導料及びかかりつけ薬剤師包括管理料**を算定することは可能か。

（答） 特別養護老人ホームに入所している患者に対して、かかりつけ薬剤師指導料及びかかりつけ薬剤師包括管理料は算定できない。施設での適切な服薬管理等を支援するための評価として新設された、薬剤服用歴管理指導料「３」を算定すること。

（問⑧）かかりつけ薬剤師指導料及びかかりつけ薬剤師包括管理料の施設基準について、「保険薬剤師として３年以上の薬局勤務経験があること」とされているが、病院薬剤師の勤務経験についても勤務実績の期間に含めることは可能か。

（答）制度が新設された経過的な取扱いとして、当面の間、病院薬剤師としての勤務経験が１年以上ある場合、１年を上限として薬局勤務経験の期間に含めることでよい。

なお、この考え方については、基準調剤加算の施設基準である、管理薬剤師の勤務経験の取扱いも同様である。

（問⑨）かかりつけ薬剤師指導料及びかかりつけ薬剤師包括管理料の施設基準について、別薬局と併任して勤務を行っていた期間であっても、当該期間については在籍期間とみなしてよいか。

（答）施設基準として当該保険薬局に週32時間以上の勤務を求めていることを踏まえると、在籍期間に関しても勤務要件と同等の当該保険薬局における十分な勤務を前提とするものであり、当該保険薬局において施設基準と同等の十分な勤務時間が必要である。

なお、この考え方については、基準調剤加算の施設基準である、管理薬剤師の在籍期間の取扱いも同様である。

（問⑩）保険薬局の在籍・勤務期間に関しては、施設基準の届出時点における直近の連続した在籍・勤務期間になるのか。例えば、３

年前に当該保険薬局に「半年間の在籍期間」又「３年間の勤務期間」があれば、それぞれ「当該保険薬局に６月以上の在籍」又は「３年以上の薬局勤務経験」を満たすのか。

（答） 届出時点における直近の連続した在籍・勤務期間が必要となる。例示のような場合は、要件を満たさない。

なお、この考え方については、基準調剤加算の施設基準である、管理薬剤師の在籍・勤務期間の取扱いも同様である。

（問⑪）当該保険薬局の在籍・勤務期間中に、育児休暇を取得した場合、育児休暇から復帰して６月又は３年経過しないと「当該保険薬局に６月以上の在籍」「３年以上の薬局勤務経験」を満たさないのか。

（答） 育児休暇の場合は、当該期間を除いた期間が６月又は３年あれば要件を満たすものとする。したがって、育児休暇前に６月以上在籍又は３年以上勤務していれば、育児休暇復帰時点でも要件を満たすことになる。

なお、この考え方については、基準調剤加算の施設基準である、管理薬剤師の在籍・勤務期間の取扱いも同様である。

（問⑫）かかりつけ薬剤師指導料及びかかりつけ薬剤師包括管理料の施設基準について、Ｍ＆Ａで店舗を買収した場合、買収前の薬局における在籍期間を買収後の在籍期間に含めることは可能か。

（答） 開設者の変更（親から子へ、個人形態から法人形態へ、有限会社から株式会社へ等）又は薬局の改築等の理由により医薬品医療機器法上の薬局の開設許可を取得し直し、保険薬局の指定について薬局の当該許可の日までの遡及指定が認められる場合は、当該期間を在籍期間に含めることは可能。

(問⑬) かかりつけ薬剤師指導料及びかかりつけ薬剤師包括管理料の施設基準における研修要件について、平成29年３月31日までは要件を満たしているものとして取り扱うこととされているが、施設基準の届出時に研修要件に係る内容の添付は不要と理解してよいか。

(答) 貴見のとおり。

平成29年３月31日以前に当該施設基準の届出をした保険薬局のうち、研修要件に係る内容の添付をしていない保険薬局については、平成29年４月１日以降に継続して当該指導料等を算定する場合は、研修要件に係る内容を添付して改めて施設基準を届け出る必要がある。

なお、平成29年３月31日までの期間であっても、研修要件に係る内容を添付して届出をした保険薬局については、平成29年４月１日以降も継続して当該要件を満たしている場合は新たに届け出る必要はない。

(問⑭) かかりつけ薬剤師指導料及びかかりつけ薬剤師包括管理料に関する施設基準の研修要件について、「薬剤師認定制度認証機構が認証している研修認定制度等の研修認定を取得していること」とされているが、「等」には日本学術会議協力学術研究団体である一般社団法人日本医療薬学会の認定制度は含まれるか。

(答) 含まれる。

（問⑮）かかりつけ薬剤師指導料及びかかりつけ薬剤師包括管理料の施設基準として、「医療に係る地域活動の取組に参画していること」とあるが、具体的にはどのような取組が該当するか。

（答）地域の行政機関や医療関係団体等が主催する住民への説明会、相談会、研修会等への参加や講演等の実績に加え、学校薬剤師として委嘱を受け、実際に児童・生徒に対する医薬品の適正使用等の講演等の業務を行っている場合が該当する。なお、企業が主催する講演会等は、通常、地域活動の取組には含まれないと考えられる。

（問⑯）かかりつけ薬剤師指導料及びかかりつけ薬剤師包括管理料については、「患者の同意を得た後の次回の処方箋受付時以降に算定できる」とされているが、午前中に処方箋を持参した患者の同意を取得し、午後に当該患者が別の処方箋を持参した場合、かかりつけ薬剤師指導料及びかかりつけ薬剤師包括管理料を算定することは可能か。

（答）同一患者から同一日に複数の処方箋を受け付けた場合、同一保険医療機関の同一医師によって交付された処方箋又は同一の保険医療機関で一連の診療行為に基づいて交付された処方箋については算定できない。それ以外の場合は、別の受付となるので、午後の処方箋受付時に算定できる。

（問⑰）平成28年３月31日以前にかかりつけ薬剤師として患者の同意を得て同意書が作成されていれば、同年４月１日以降の調剤時から当該患者に対して、かかりつけ薬剤師指導料又はかかりつけ薬剤師包括管理料が算定可能と理解してよいか。
(答) 患者の同意取得及び同意書の作成は平成28年3月31日以前に行ったものについても有効である。なお、4月1日から算定するためには、施設基準の届出を4月14日までに行うことが必要であるので留意すること。

(問⑱) 患者の同意を得ていても、**来局時に患者が手帳を持参し忘れた場合**、かかりつけ薬剤師指導料又はかかりつけ薬剤師包括管理料を算定できないのか。
(答) 手帳を持参し忘れたことのみをもって、当該指導料及び管理料が算定できないものではないが、患者や処方医等から確認すること等により、必要な情報を収集した上で指導等を行う必要がある。

(問⑲) かかりつけ薬剤師指導料及びかかりつけ薬剤師包括管理料の同意取得のために患者へ説明する際に、かかりつけ薬剤師を変更する際の対応についても説明が必要か。
(答) 貴見のとおり。
なお、かかりつけ薬剤師指導料及びかかりつけ薬剤師包括管理料は、患者が薬剤師を選択するものであり、患者の意向によって変更することも可能であることから、患者が本制度の取扱いを理解できるよう、同意取得時にはその旨を併せて説明すること。

(問⑳) かかりつけ薬剤師指導料及びかかりつけ薬剤師包括管理料

の施設基準である、「医療に係る地域活動の取組に参画していること」について、どのように考えればよいか。

(答)「医療に係る地域活動の取組に参画していること」の要件についての考え方は、次のような活動に主体的・継続的に参画していることである。

・地域包括ケアシステムの構築に向けた、地域住民を含む、地域における総合的なチーム医療・介護の活動であること。

・地域において人のつながりがあり、顔の見える関係が築けるような活動であること。

具体的には、地域における医療・介護等に関する研修会等へ主体的・継続的に参加する事例として以下のようなことが考えられる。

①地域ケア会議など地域で多職種が連携し、定期的に継続して行われている医療・介護に関する会議への主体的・継続的な参加

②地域の行政機関や医療·介護関係団体等（都道府県や郡市町村の医師会、歯科医師会及び薬剤師会並びに地域住民に対して研修会等サービスを提供しているその他の団体等）が主催する住民への研修会等への主体的・継続的な参加

(問㉑) 上記の活動のほかに、「医療に係る地域活動の取組に参画していること」に該当するものはあるのか。

(答) 本来の地域活動の取組としては、上記のような考え方に基づく活動に薬局の薬剤師として積極的に参画することが求められるが、以下のような事例も当面の間は要件に該当すると考えられる。

なお、薬局として対応している場合は、届出に係る薬剤師が関与

していることが必要である。

・行政機関や学校等の依頼に基づく医療に係る地域活動（薬と健康の週間、薬物乱用防止活動、注射針の回収など）への主体的・継続的な参画（ただし、薬局内でのポスター掲示や啓発資材の設置のみでは要件を満たしているとはいえない。）

・行政機関や地域医師会、歯科医師会、薬剤師会の協力のもとで実施している休日夜間薬局としての対応、休日夜間診療所への派遣

・委嘱を受けて行う学校薬剤師の業務等

（問㉒） 上記の考え方を受けて、かかりつけ薬剤師指導料及びかかりつけ薬剤師包括管理料の施設基準に適合していたが、本年４月には施設基準の届出を受理されていない又は届け出ていなかった保険薬局について、本年５月以降のかかりつけ薬剤師指導料等の算定の取扱いはどのようになるのか。

（答） 今回示した考え方により、かかりつけ薬剤師指導料及びかかりつけ薬剤師包括管理料の施設基準に適合する場合には、施設基準を届け出ることで、かかりつけ薬剤師指導料等の算定は可能である（それに伴い、基準調剤加算の施設基準に適合する場合も同じ）。また、本年５月に届出を行った場合は、届出受理日から算定することは差し支えない（ただし、６月以降に届出を行った場合については、通常どおり、届出日の属する月の翌月１日から算定する取扱いとなる）。

（問㉓） かかりつけ薬剤師指導料及びかかりつけ薬剤師包括管理料の施設基準である、「薬剤師認定制度認証機構が認証している研修

認定制度等の研修認定を取得していること」について、届出時にどのような書類を提出することが必要であるか。
(答) 研修認定を取得していることを確認できる文書を添付すること。具体的には、研修認定制度実施機関から発行された認定証のほか、認定が確定された旨が確認できる書類（葉書など）が該当する。

◎疑義解釈

・Q＆A（令和4年〈2022年〉調剤報酬改定）

【服薬管理指導料の特例（手帳の活用実績が相当程度あると認められない保険薬局が算定する服薬管理指導料）】
(問25) 服薬管理指導料の注13に規定する特例（手帳の活用実績が相当程度あると認められない保険薬局が算定する服薬管理指導料）の対象薬局について、かかりつけ薬剤師指導料、かかりつけ薬剤師包括管理料又は服薬管理指導料の注14に規定する特例（かかりつけ薬剤師と連携する他の薬剤師が対応した場合）は算定可能か。
(答) 不可。

【服薬管理指導料の特例（かかりつけ薬剤師と連携する他の薬剤師が対応した場合）】
(問26) 「算定に当たっては、かかりつけ薬剤師がやむを得ない事情により業務をおこなえない場合にかかりつけ薬剤師と連携する他の薬剤師が服薬指導等を行うことについて、･･･あらかじめ患者の同意を得ること」とあるが、処方箋を受け付け、実際に服薬指導等を実施する際に同意を得ればよいか。
（答） 事前に患者の同意を得ている必要があり、同意を得た後、次回の処方箋受付時以降に算定できる。

（問27） かかりつけ薬剤師と連携する他の薬剤師に該当する薬剤師が、異動等により不在の場合は、次回の服薬指導の実施時までに、新たに別の薬剤師を当該他の薬剤師として選定すれば、当該服薬指導の実施時に服薬管理指導料の特例（かかりつけ薬剤師と連携する他の薬剤師が対応した場合）を算定可能か。
（答） 不可。次に要件を満たした際に算定可能。

（問28） 既にかかりつけ薬剤師指導料等の算定に係る同意を得ている患者に対し、かかりつけ薬剤師と連携する他の薬剤師が対応した場合の特例に係る同意を追加で得る場合は、かかりつけ薬剤師の同意書に追記する又は別に当該特例に係る同意を文書で得るといった対応をすればよいか。
（答） よい。ただし、既存の同意書に当該特例に係る同意に関して追記する場合には、当該同意を得た日付を記載するとともに、改めて患者の署名を得るなど、追記内容について新たに同意を取得したことが確認できるようにすること。また、別に文書により当該特例に係る同意を得る場合については、既存の同意書と共に保管すること。

（問29） かかりつけ薬剤師と連携する他の薬剤師が対応することについて、事前に患者の同意を得ている場合であって、当該他の薬剤師が以下のとおり対応する場合は、それぞれ服薬管理指導料の特例（かかりつけ薬剤師と連携する他の薬剤師が対応した場合）を算定可能か。

1　週3回勤務の薬剤師が対応する場合

2　当該店舗で週3回、他店舗で週2回勤務の薬剤師が対応する場合

（答） かかりつけ薬剤師と連携する他の薬剤師の要件を満たせば、1及び2のいずれの場合についても算定可。

（問30） かかりつけ薬剤師と連携する他の薬剤師については、かかりつけ薬剤師と同様に届出が必要か。

（答） 不要。

（問31） 服薬管理指導料の注14に規定する特例（かかりつけ薬剤師と連携する他の薬剤師が対応した場合）を算定した場合についても、服薬管理指導料の注13に規定する特例（手帳の活用実績が相当程度あると認められない保険薬局が算定する服薬管理指導料）に係る手帳を提示した患者への服薬管理指導料の算定回数の割合の算出に含める必要があるのか。

（答） そのとおり。

（問32） 服薬管理指導料の特例（かかりつけ薬剤師と連携する他の薬剤師が対応した場合）を算定した場合には、算定要件を満たせば服薬管理指導料の 各注に規定する加算を算定できるのか。

（答） そのとおり。

【かかりつけ薬剤師指導料、かかりつけ薬剤師包括管理料】

（問33） かかりつけ薬剤師指導料又はかかりつけ薬剤師包括管理料（以下「かかりつけ薬剤師指導料等」という）について、かかりつけ薬剤師が情報通信機器を用いた服薬指導をおこなう場合は算定可能か。

（答） それぞれの算定要件を満たせば算定可。

（問34） 薬剤師が在籍・勤務期間中に、育児休業、産前・産後休暇又は介護休業（以下「育児休業等」という）を取得した場合、当該薬剤師が育児休業等から復帰して1年又は3年以上経過しない限り、「当該保険薬局に1年以上の在籍」「3年以上の薬局勤務経験」の要件を満たさないのか。

（答） 育児休業等を取得した薬剤師については、育児休業等の期間を除いた通算問の期間が1年又は3年以上であれば、要件を満たすものとする。したがって、育児休業等の取得前に1年以上在籍又は3年以上勤務していれば、育児休業等から復帰した時点においても当該要件を満たすこととなる。なお、この取扱いについては、地域支援体制加算の施設基準における管理薬剤師の在籍・勤務期間についても同様である。

◎かかりつけ薬剤師指導料及びかかりつけ薬剤師包括管理料に関する施設基準

以下の要件をすべて満たす保険薬剤師が配置されていること。

（1）以下に掲げる勤務経験等を有していること。

ア　施設基準の届出時点において、保険薬剤師として３年以上の薬局勤務経験がある。なお、保険医療機関の薬剤師としての勤務経験を１年以上有する場合、１年を上限として保険薬剤師としての勤務経験の期間に含めることができる。

イ　当該保険薬局に週32時間以上（32時間以上勤務する他の保険薬剤師を届け出た保険薬局において、保険薬剤師について育児・介護休業法第23条第１項若しくは第３項又は第 24 条の規定による措置が講じられ当該労働者の所定労働時間が短縮された場合にあっては週24時間以上かつ４日以上である場合を含む）勤務している。

ウ　施設基準の届出時点において、当該保険薬局に継続して１年以上在籍している。

（２）薬剤師認定制度認証機構が認証している研修認定制度等の研修認定を取得していること。

（３）医療に係る地域活動の取組に参画していること。

（４）薬学管理等の内容が他の患者に漏れ聞こえる場合があることを踏まえ、患者との会話のやりとりが他の患者に聞こえないようパーテーション等で区切られた独立したカウンターを有するなど、患者のプライバシーに配慮していること。

9 外来服薬支援料

◎自分で管理が難しい患者の求めに応じて服薬支援した場合

●所定点数　**外来服薬支援料1　月1回に限り185点**

●所定点数　**外来服薬支援料2**

イ　42日分以下の場合　投与日数が7又はその端数を増すごとに**34点**を加算して得た点数

ロ　43日分以上の場合　**240点**

自己による服薬管理が困難な外来の患者またはその家族等の求めに応じ、当該患者が服薬中の薬剤について、当該薬剤を処方した保険医に当該薬剤の治療上の必要性及び服薬管理に係る支援の必要性を確認した上で、一包化や服薬カレンダーを活用し、服薬管理を容易にした場合に算定します。患者様やご家族が持参された服薬などの整理等の服薬管理をおこない、その結果を保険医療機関に情報提供した場合についても算定できます。

ただし、在宅患者訪問薬剤管理指導料を算定している患者については、算定することができません。また、特別調剤基本料Bを算定する保険薬局においても算定することができません。

なお、服薬管理を容易にするような整理をおこなわずに、単に服薬指導をおこなっただけでは算定できません。支援の内容等を薬剤服用歴の記録に記載します。

注1　１については、自己による服薬管理が困難な患者若しくはその家族等又は保険医療機関の求めに応じて、当該患者が服薬中の薬剤について、当該薬剤を処方した保険医に当該薬剤の治療上の必要性及び服薬管理に係る支援の必要性の了解を得た上で、患者の服薬管理を支援した場合に月1回に限り算定する。ただし、区分番号15に掲げる在宅患者訪問薬剤管理指導料を算定している患者については、算定しない。なお、区分番号００に掲げる調剤基本料の注２に規定する別に厚生労働大臣が定める保険薬局においては、算定できない。

注2　１については、患者若しくはその家族等又は保険医療機関の求めに応じて、患者又はその家族等が保険薬局に持参した服用薬の整理等の服薬管理を行い、その結果を保険医療機関に情報提供した場合についても、所定点数を算定できる。ただし、区分番号００に掲げる特別調剤基本料Ａを算定する保険薬局において、調剤基本料の注６に規定する厚生労働大臣が定める保険医療機関への情報提供を行った場合は、算定できない。

注3　２については、多種類の薬剤を投与されている患者又は自ら被包を開いて薬剤を服用することが困難な患者に対して、当該薬剤を処方した保険医に当該薬剤の治療上の必要性及び服薬管理に係る支援の必要性の了解を得た上で、2剤以上の内服薬又は1剤で3種類以上の内服薬の服用時点ごとの一包化及び必要な服薬指導を行い、かつ、患者の服薬管理を支援した場合に、当該内服薬の投与日数に応じて算定する。ただし、区分番号００に掲げる調剤基本料の注２に規定する別に厚生労働大臣が定める保険薬局においては、算定できない。

注4　介護保険法第８条第22項に規定する地域密着型介護老人福祉施設又は

同条第27項に規定する介護老人福祉施設に入所中の患者を訪問し、注３に係る業務に加えて、当該施設職員と協働し当該患者が服薬中の薬剤を含めた服薬管理を支援した場合に、施設連携加算として月に１回に限り50点を所定点数に加算する。

10 服用薬剤調整支援料

◎処方医に対して提案し６種類以上の内服薬を２種類以上減少した場合

●所定点数　**服用薬剤調整支援料１　　125点**

服用薬剤調整支援料２

イ　別に厚生労働大臣が定める施設基準を満たす保険薬局において行った場合　**110点**

ロ　イ以外　**90点**

注１　１については６種類以上の内服薬（特に規定するものを除く）が処方されていたものについて、処方医に対して、保険薬剤師が文書を用いて提案し、当該患者に調剤する内服薬が２種類以上減少した場合に、月１回に限り所定点数を算定する。

ただし、区分番号００に掲げる調剤基本料の注２に規定する別に厚生労働大臣が定める保険薬局においては、算定できない。

注２　２については、複数の保険医療機関から６種類以上の内服薬（特に規定するものを除く）が処方されていたものについて、患者又はその家族等の求めに応じ、当該患者が服用中の薬剤について、一元的に把握した結果、重複投薬が確認された場合であって、処方医に対して保険薬剤師が、重複投与等の解消に係る提案を文書を用いて行った場合に３月に１回に限り所定点数を算定する。ただし、区分番号００に掲げる調剤基本料の注２に規定する別に厚生労働大臣が定める保険薬局においては、算定できない。

注３　２については、区分番号００に掲げる特別調剤基本料Aを算定する保険薬局において、別に厚生労働大臣が定める保険医療機関への情報提供を行った場合は、算定

できない。

◎服用薬剤調整支援料１

ア　服用薬剤調整支援料１は、内服を開始して４週間以上経過した内服薬６種類以上を保険薬局で調剤している患者に対して、当該保険薬局の保険薬剤師が、当該患者の意向を踏まえ、当該患者の服薬アドヒアランス及び副作用の可能性等を検討した上で、処方医に減薬の提案を行い、その結果、処方される内服薬が減少した場合について評価したものである。

イ　服用薬剤調整支援料１は、当該保険薬局で調剤している当該内服薬の種類数が２種類以上（うち少なくとも１種類は当該保険薬局の保険薬剤師が提案したものとする）減少し、その状態が４週間以上継続した場合に算定する。

ウ　保険医療機関名及び保険医療機関における調整前後の薬剤の種類数を調剤報酬明細書の摘要欄に記載すること。

エ　調剤している内服薬の種類数に屯服薬は含めない。また、当該内服薬の服用を開始して４週間以内の薬剤については、調整前の内服薬の種類数から除外する。また、調剤している内服薬と同一薬効分類の有効成分を含む配合剤及び内服薬以外の薬剤への変更を保険薬剤師が提案したことで減少した場合は、減少した種類数に含めない。

オ　内服薬の種類数の計算に当たっては、錠剤、カプセル剤、散剤、顆粒剤及び液剤については、１銘柄ごとに１種類として計算する。

カ　患者の服用する薬剤の副作用の可能性の検討等を行うにあたっては、「高齢者の医薬品適正使用の指針（総論編）」（厚生労働省）、「高齢者の医薬品適正使用の指針（各論編（療養環境別））」（厚生労働省）、「病院における高齢者のポリファーマシー対策の始め方と進め方」（厚生労働省）及び日本老年医学会の関連ガイドライン（高齢者の安全な薬物療法ガイドライン）等を参考にすること。

キ　保険薬剤師は処方医へ提案を行う際に、減薬に係る患者の意向や提案に至るまでに検討した薬学的内容を薬剤服用歴等に記載する。また、保険医療機関から提供された処方内容の調整結果に係る情報は、薬剤服用歴等に添付する等の方法により記録・保持する。なお、服用薬剤調整支援料に係る提案を行った直後に受け付けた当該処方医の発行した処方箋に関しては、実施した服用薬剤調整支援料１の提案内容と同一の処方内容において、重複投薬、相互作用等防止加算及び在宅患者重複投薬、相互作用等防止管理料は算定できない。

ク　当該保険薬局で服用薬剤調整支援料１を１年以内に算定した場合においては、前回の算定に当たって減少した後の内服薬の種類数から更に２種類以上減少したときに限り、新たに算定することができる。

◎服用薬剤調整支援料２

ア　服用薬剤調整支援料２は、複数の保険医療機関から内服薬が合計で６種類以上処方されている患者に対して、患者若しくはその家族等の求めに応じて、保険薬局の保険薬剤師が、重複投薬等の解消のために以下の取組をすべて行った場合に算定する。なお、詳細な施設基準については、「特掲診療料の施設基準等及びその届出に関する手続きの取扱いについて（通知）」を参照すること。

(イ) 患者の服用薬について、手帳の確認、患者への聞き取り又は他の保険薬局若しくは保険医療機関への聞き取り等により、一元的に把握すること。なお、同種・同効薬が処方されている場合は、必要に応じて処方の背景を処方医又は患者若しくはその家族等に確認すること。

(ロ) 重複投薬等のおそれがある場合には、重複投薬等の解消に係る提案を検討し、当該提案及び(イ)の内容を記載した報告書を作成し、処方医に対して送付すること。

イ　内服薬の種類数の考え方は、服用薬剤調整支援料１に準ずる。また、６種類以上の内服薬について、少なくとも１種類は当該保険薬局で調剤されている必要がある。

ウ　アの(ロ)の報告書は以下の内容を含む別紙様式３又はこれに準ずるものをいう。

(イ) 受診中の保険医療機関、診療科等に関する情報

(ロ) 服用中の薬剤の一覧

(ハ) 重複投薬等に関する状況

(ニ) 副作用のおそれがある患者の症状及び関連する薬剤

(ホ) その他（残薬、その他患者への聞き取り状況等）

◎上記を踏まえた処方内容の提案

エ　「重複投薬等の解消に係る提案」とは、重複投薬の状況や副作用の可能性等を踏まえ、患者に処方される薬剤の種類数の減少に係る提案をいう。この場合において、当該文書の写しを薬剤服用歴等に添付する等の方法により保存しておくこと。なお、服用薬剤調整支援料２に係る提案を行った直後に受け付けた当該処方医の発行した処方箋に関しては、実施した服用薬剤調整支援料２の提案内容と同一の処方内容の場合において、重複投薬、相互作用等防止加算及び在宅患者重複投薬、相互作用等防止管理料は算定できない。

オ　重複投薬等の解消に係る提案を行う場合、患者の希望、かかりつけ医の有無及び処方開始日等について十分な聞き取りを行った上で、処方内容の見直しを依頼する処方医に対して報告書を送付すること。

カ　処方内容の見直し状況について患者の次回以降の来局時に確認すること。

キ　当該加算の算定に係る保険医療機関への情報提供については、服薬情報等提供料を別途算定できない。また服用薬剤調整支援料２は、特別調剤基本料Aを算定している保険薬局において、当該保険薬局と不動産取引等その他特別な関係を有している保険医療機関へ情報提供を行った場合は算定できない。

◎**疑義解釈**

（問①） 服用薬剤調整支援料に規定する内服薬に、浸煎薬及び湯薬は含まれないと理解してよいか。

（答） 貴見のとおり。

（問②） 服用薬剤調整支援料について、内服薬の種類数は２種類以上同時に減少する必要があるか。同時でなくてもよい場合、内服薬の種類数の減少はいつを起点とすればよいか。

（答） 同時でなくてよい。保険薬剤師が減薬の提案を行った日以降に、内服薬の種類数が２種類以上減少し、その状態が４週間以上継続した場合に算定する。

（問③） 服用薬剤調整支援料について、「保険医療機関から提供された処方内容の調整結果に係る情報は、薬剤服用歴の記録に添付する等の方法により記録・保持する。」となっているが、医療機関から情報が得られるのか。

（答） 保険薬局において服用薬剤調整支援料を算定する場合、基本的に保険医療機関は薬剤総合評価調整管理料の算定要件を満たすことになり、保険医療機関から情報提供がなされることが想定される。

（参考：薬剤総合評価調整管理料の算定要件より抜粋）

保険薬局からの提案を踏まえて、処方内容の評価を行い、処方内容を調整した場合には、その結果について当該保険薬局に情報提供を行う。

11 調剤後薬剤管理指導料

◎調剤後、必要な情報を患者に指導した場合

●所定点数　1. 糖尿病患者に対して行った場合　**60点**

●所定点数　2. 慢性心不全患者に対して行った場合　**60点**

注1　区分番号00に掲げる調剤基本料の注5に規定する施設基準に適合しているものとして地方厚生局長等に届け出た保険薬局において、1については糖尿病患者 であって、別に厚生労働大臣が定めるものに対して、2については心疾患による入院の経験がある患者であって、作用機序が異なる循環器官用薬等の複数の治療薬の処方を受けている慢性心不全のものに対して、患者又はその家族等の求めがあり、保険薬剤師が必要性を認め、医師の了解を得た場合又は保険医療機関の求めがあった場合に当該患者の同意を得て、調剤後に次に掲げる業務等の全てを行った場合には、調剤後薬剤管理指導料として、月1回に限り算定できる。この場合において、区分番号１５の５に掲げる服薬情報等提供料は算定できない。

イ　調剤後に当該薬剤の服用に関し、その服用状況、副作用の有無等について当該患者者へ電話等により確認すること（当該調剤と同日に行う場合を除く）。

ロ　必要な薬学的管理及び指導を継続して実施すること。

ハ　処方医へ必要な情報を文書により提供すること。

注2　区分番号００に掲げる特別調剤基本料Aを算定する保険薬局において、区分番号００に掲げる調剤基本料の注6に規定する別に厚生労働大臣が定める保険医療機関への情報提供を行った場合は、算定できない。

注3　区分番号００に掲げる調剤基本料の注2に規定する別に厚生労働大臣が定める保険薬局においては、算定できない。

12 在宅患者訪問薬剤管理指導料

◎通院困難な患者様の患家に保険薬剤が訪問した場合に算定

●所定点数　**在宅患者訪問薬剤管理指導料**

1．単一建物患者１人の場合　650点

2．単一建物患者２～９人の場合　320点

3．1及び2以外の場合　290点

4．情報通信機器を用いた服薬指導　59点（１から３までと合わせて月４回まで）

在宅患者訪問薬剤管理指導等の麻薬管理指導加算は、所定点数に**100点**を加算します。

注1　あらかじめ在宅患者訪問薬剤管理指導を行う旨を地方厚生局長等に届け出た保険薬局において、在宅で療養を行っている患者であって通院が困難なものに対して、医師の指示に基づき、保険薬剤師が薬学的管理指導計画を策定し、患家を訪問して、薬学的管理及び指導を行った場合に、単一建物診療患者（当該患者が居住する建物に居住する者のうち、当該保険薬局が訪問薬剤管理指導を実施しているものをいう）の人数に従い、患者一人につき月４回（末期の悪性腫瘍の患者注射による麻薬の投与が必要な患者及び、中心静脈栄養法の対象患者にあっては、週２回かつ月８回）に限り算定する。この場合において、１から３までを合わせて保

険薬剤師１人につき週40回に限り算定できる。ただし、区分番号００に掲げる調剤基本料の注２に規定する別に厚生労働大臣が定める保険薬局においては、算定できない。

注2　在宅で療養をおこなっている患者であって通院が困難なものに対して、情報通信機器を用いた薬学的管理及び指導（訪問薬剤管理指導と同日におこなう場合を除く）をおこなった場合に、注1の規定にかかわらず、在宅患者オンライン薬剤管理指導料として、患者1人につき、1から3までと合わせて月4回（末期の悪性腫瘍の患者、注射による麻薬の投与が必要な患者及び中心静脈栄養法の対象患者にあっては、週2回かつ月8回）に限り**59点**を算定する。また、保険薬剤師１人につき、１から３までと合わせて週40回に限り算定できる。ただし区分番号００に掲げる調剤基本料の注２に規定する別に厚生労働大臣が定める保険薬局においては算定できない。

注3　麻薬の投薬が行われている患者に対して、麻薬の使用に関し、その服用及び保管の状況、副作用の有無等について患者に確認し、必要な薬学的管理及び指導を行った場合は、１回につき**100点**（注2に規定する在宅患者オンライン薬剤管理指導料を算定する場合は、処方箋受付1回につき**22点**）を所定点数に加算する。

注4　別に厚生労働大臣が定める施設基準に適合しているものとして地方厚生局長等に届け出た保険薬局において、在宅で医療用麻薬持続注射療法をおこなっている患者に対して、その投与及び保管の状況、副作用の有無等について患者又はその家族等に確認し、必要な薬学的管理及び指導をおこなった場合（注2に規定する場

合を除く）は、在宅患者医療用麻薬持続注射療法加算として、1回につき**250点**を所定点数に加算する。この場合において、注3に規定する加算は算定できない。

注5　在宅で療養を行なっている６歳未満の乳幼児であって、通院が困難なものに対して、患家を訪問して、直接又はその家族等に対して薬学的管理及び指導を行なった場合は、乳幼児加算として１回につき**100点**（注２に規定する在宅患者オンライン薬剤管理指導料を算定する場合は、処方箋受付１回につき**12点**）を所定点数に加算する。

注6　児童福祉法第56条の６第２項に規定する障害児である患者、又はその家族に対して、必要な薬学的管理及び指導を行なった場合は、小児特定加算として１回につき**450点**（注２に規定する在宅患者オンライン薬剤管理指導料を算定する場合は、処方箋受付１回につき**350点**）を所定点数に加算する。この場合において、注５に規定する加算は算定できない。

注7　在宅中心静脈栄養法を行っている患者に対して、その投与及び保管の状況、配合変化の有無について確認し、必要な薬学的管理及び指導を行った場合（注2に規定する場合を除く）は、在宅中心静脈栄養法加算として、１回につき**150点**を所定点数に加算する。
※注５、６、７は、在宅患者緊急訪問薬剤管理指導料、在宅患者緊急時共同指導料についても同様。

注8　保険薬局の所在地と患家の所在地との距離が16キロメートルを超えた場合にあっては、特殊の事情があった場合を除き算定できない。

注9　在宅患者訪問薬剤管理指導に要した交通費は、患家の負担とする。

◎補足（調剤報酬点数表に関する事項）

(1) **在宅患者訪問薬剤管理指導料**は、在宅での療養を行っている患者であって通院が困難なものに対して、あらかじめ名称、所在地、開設者の氏名及び在宅患者訪問薬剤管理指導（以下「訪問薬剤管理指導」という）を行う旨を地方厚生（支）局長に届け出た保険薬局の薬剤師が、医師の指示に基づき、薬学的管理指導計画を策定し、患家を訪問して、薬歴管理、服薬指導、服薬支援、薬剤服用状況、薬剤保管状況及び残薬の有無の確認等の薬学的管理指導を行い、当該指示を行った医師に対して訪問結果について必要な情報提供を文書で行った場合に、在宅患者訪問薬剤管理指導料1から3まで及び在宅患者オンライン薬剤管理指導料を合わせて月4回に限り算定する。在宅患者訪問薬剤管理指導料は、定期的に訪問して訪問薬剤管理指導を行った場合の評価であり、継続的な訪問薬剤管理指導の必要のない者や通院が可能な者に対して安易に算定してはならない。例えば、少なくとも独歩で家族又は介助者等の助けを借りずに来局ができる者等は、来局が容易であると考えられるため、在宅患者訪問薬剤管理指導料は算定できない。なお、在宅療養を担う保険医療機関の保険医と連携する他の保険医の求めにより、患家を訪問して必要な薬学的管理指導を行った場合は、当該保険医に加え、当該患者の在宅療養を担う保険医療機関の保険医にも必要な情報提供を文書で行うこと。また、在宅療養を担う保険医療機関の保険医と連 携する他の保険医については、担当医に確認し、薬学的管理指導計画書等に当該医師の氏名と医療機関名を記載すること。

(2) **在宅患者訪問薬剤管理指導料**は、単一建物診療患者の人数に従い算定する。ここでいう単一建物診療患者の人数とは、当該患者が居住する建築物に居住する者のうち、当該保険薬局が訪問薬剤管理指導料を算定する者の人数をいう。なお、ユニット数が３以下の認知症対応型共同生活介護事業所については、それぞれのユニットにおいて、在宅患者訪問薬剤管理指導料を算定する人数を、単一建物診療患者の人数とみなすことができる。

(3) **在宅での療養を行っている患者**とは、保険医療機関又は介護老人保健施設で療養を行っている患者以外の患者をいう。ただし、「要介護被保険者等である患者について療養に要する費用の額を算定できる場合」（平成20年厚生労働省告示第128号）、「特別養護老人ホーム等における療養の給付の取扱いについて」（平成18年３月31日保医発第0331002号）等に規定する場合を除き、患者が医師若しくは薬剤師の配置が義務付けられている病院、診療所、施設等に入院若しくは入所している場合又は現に他の保険医療機関若しくは保険薬局の薬剤師が訪問薬剤管理指導を行っている場合には、在宅患者訪問薬剤管理指導料は算定できない。

(４) **在宅協力薬局**

ア　(３)にかかわらず、訪問薬剤管理指導を主に行っている保険薬局（以下「在宅基幹薬局」という。）が、連携する他の保険薬局（以下在宅協力薬局」という。）と薬学的管理指導計画の内容を共有していること及び緊急その他やむを得ない事由がある場合には在宅基幹薬局の薬剤師に代わって当該患者又はその家族等に訪問薬剤管理指導を行うことについて、あらかじめ当該患者又はその家族等の同意を得ている場合には、在宅基幹薬局に代わって**在宅協力薬局**が訪問薬剤管理指導を行った場合は在宅患者訪問薬剤管理指導料を算定できる。なお、在宅患者訪問薬剤管理指導料の算定は、在宅基幹薬局が行うこととするが、費用については両者の合議とする。

イ　**在宅協力薬局**の薬剤師が在宅基幹薬局の薬剤師に代わって訪問薬剤管理指導を行った場合には、薬剤服用歴の記録を記載し、在宅基幹薬局と当該記録の内容を共有することとするが、訪問薬剤管理指導の指示を行った医師又は歯科医師に対する訪問結果についての報告等は在宅基幹薬局が行う。なお、調剤報酬明細書に当該訪問薬剤管理指導を行った在宅協力薬局名及び、当該訪問薬剤管理指導を行った日付を記載する。また、在宅協力薬局が処方箋を受け付け、調剤を行った在宅協力薬局が訪問薬剤管理指導を行った場合には、算定については、調剤技術料及び薬剤料等は在宅協力薬局、また、在宅患者訪問薬剤管理指導料の算定は在宅基幹薬局が行うこととし、調剤報酬明細書の摘要欄には在宅協力薬局が処方箋を受け付けた旨を記載する。

(5) **薬学的管理指導計画**

ア　「**薬学的管理指導計画**」は、処方医から提供された診療状況を示す文書等に基づき、又は必要に応じ、処方医と相談するとともに、他の医療関係職種（歯科訪問診療を実施している保険医療機関の保険医である歯科医師等及び訪問看護ステーションの看護師等）との間で情報を共有しながら、患者の心身の特性及び処方薬剤を踏まえ策定されるものであり、薬剤の管理方法、薬剤特性（薬物動態、副作用、相互作用等）を確認した上、実施すべき指導の内容、患家への訪問回数、訪問間隔等を記載する。

イ　策定した薬学的管理指導計画書は、薬剤服用歴に添付する等の方法により保存する。

ウ　薬学的管理指導計画は、原則として、患家を訪問する前に策定する。

エ　訪問後、必要に応じ新たに得られた患者の情報を踏まえ計画の見直しを行う。

オ　薬学的管理指導計画は少なくとも１月に１回は見直しを行うほか、処方薬剤の変更があった場合及び他職種から情報提供を受けた場合にも適宜見直しを行う。

(6) 必要に応じて、処方医以外の医療関係職種に対しても、訪問薬剤管理指導の結果及び当該医療関係職種による当該患者に対する療養上の指導に関する留意点について情報提供する。

(7) 訪問薬剤管理指導は、当該保険薬局の調剤した薬剤の服用期間内に、患者の同意を得て実施する。なお、調剤を行っていない月に訪問薬剤管理指導を実施した場合は、当該調剤年月日及び投薬日数を調剤報酬明細書の摘要欄に記入する。

(8) **在宅患者訪問薬剤管理指導料**又は**在宅患者オンライン薬剤管理指導料**を合わせて月２回以上算定する場合（末期の悪性腫瘍の患者及び中心静脈栄養法の対象患者に対するものを除く）は、算定する日の間隔は６日以上とする。末期の悪性腫瘍の患者及び中心静脈栄養法の対象患者については、在宅患者オンライン薬剤管理指導料と合わせて週２回かつ月８回に限り算定できる。

(9) 保険薬剤師１人につき**在宅患者訪問薬剤管理指導料**１、２及び３並びに**在宅患者オンライン服薬指導料**を合わせて週40回に限り算定できる。

(10) **在宅患者訪問薬剤管理指導料**を算定するためには、薬剤服用歴の通則（４）の記載事項に加えて、少なくとも次の事項について記載されていなければならない。

ア　訪問の実施日、訪問した薬剤師の氏名

イ　処方医から提供された情報の要点

ウ　訪問に際して実施した薬学的管理指導の内容（薬剤の保管状況、服薬状況、残薬の状況、投薬後の併用薬剤、投薬後の併診、患者の服薬中の体調の変化（副作用が疑われる症状など）、重複服用、相互作用等に関する確認、実施した服薬支援措置等)

エ　処方医に対して提供した訪問結果に関する情報の要点

オ　処方医以外の医療関係職種との間で情報を共有している場合にあっては、当該医療関係職種から提供された情報の要点及び当該医療関係職種に提供した訪問結果に関する情報の要点

カ　在宅協力薬局の薬剤師が訪問薬剤管理指導を行った場合には、(４)のイで規定する事項

(11) **在宅患者訪問薬剤管理指導料**を算定した月においては、薬剤管理指導料、かかりつけ薬剤師指導料及びかかりつけ薬剤師包括管理料は、当該患者の薬学的管理指導計画に係る疾病と別の疾病又は負傷に係る臨時の処方箋によって調剤を行った場合を除いて算定できない。

また、在宅患者訪問薬剤管理指導料を算定した月においては、外来服薬支援料１又は服薬情報等提供料は算定できない。

(12)　１つの患家に当該指導料の対象となる同居する同一世帯の患者が２人以上いる場合は、患者ごとに「単一建物診療患者が１人の場合」を算定する。

また、当該建築物において、当該保険薬局が在宅患者訪問薬剤管理指導料を算定する者の数が、当該建築物の戸数の10％以下の場合、又は当該建築物の戸数が20戸未満であって、当該保険薬局が在宅患者訪問薬剤管理指導料を算定する者の数が２人以下の場合には、それぞれ「単一建物診療患者が１人の場合」を算定する。

(13)　在宅患者訪問薬剤管理指導料は、特別調剤基本料Bを算定している保険薬局は算定できない。

⑬ 在宅患者緊急訪問薬剤管理指導料

◎患者の急変時に医師の指示のもとおこなった場合

●所定点数　**１と２を合わせて月４回を限度に算定**

１．計画的な訪問薬剤管理指導に係る疾病の急変に伴うものの場合　**500 点**

２．１以外の場合　**200 点**

注１　１及び２について、訪問薬剤管理指導を実施している保険薬局の保険薬剤師が、在宅での療養を行っている患者であって通院が困難なものの状態の急変等に伴い、当該患者の在宅療を担う保険医療機関の保険医又は当該保険医療機関と連携する他の保険医療機関の保険医の求めにより、当該患者に係る計画的な訪問薬剤管理指導とは別に、緊急に患家を訪問して必要な薬学的管理及び指導を行った場合に、１と２を合わせて月４回（末期の悪性腫瘍の患者又は注射による麻薬の投与が必要な患者にあっては原則として月８回）に限り算定する。ただし、情報通信機器を用いて必要な薬学的管理及び指導を行った場合には、在宅患者緊急オンライン薬剤管理指導料として、**59 点**を算定する。なお、区分番号００に掲げる調剤基本料の注２に規定する別に厚生労働大臣が定める保険薬局においては、算定できない。

注２　麻薬の投薬が行われている患者に対して、麻薬の使用に関し、

その服用及び保管の状況、副作用の有無等について患者に確認し、必要な薬学的管理及び指導を行った場合は、1回につき**100点**（注2規定する在宅患者緊急オンライン薬剤管理指導料を算定する場合は、処方箋受付1回につき**22点**）を所定点数に加算する。

注3　別に厚生労働大臣が定める施設基準に適合しているものとして地方厚生局長等に届け出た保険薬局において、在宅で医療用麻薬持続注射療法を行っている患者 に対して、その投与及び保管の状況、副作用の有無等について患者又はその家族 等に確認し、必要な薬学的管理及び指導を行った場合（注1のただし書に規定する場合を除く）は、在宅患者医療用麻薬持続注射療法加算として、1回につき**250点**を所定点数に加算する。この場合において、注2に規定する加算は算定できない。

注4　在宅で療養を行っている6歳未満の乳幼児であって、通院が困難なものに対して、患家を訪問して、直接患者又はその家族等に対して薬学的管理及び指導を行った場合は、乳幼児加算として、1回につき**100点**（注1のただし書に規定する 在宅患者緊急オンライン薬剤管理指導料を算定する場合は、処方箋受付1回につき12点）を所定点数に加算する。

注5　児童福祉法第56条の6第2項に規定する障害児である患者又はその家族等に対して、必要な薬学的管理及び指導を行った場合は、小児特定加算として、1回につき**450点**（注1のただし書に規定する在宅患者緊急オンライン薬剤管理指導料を算定する場合は、処方箋受付1回につき**350点**）を所定点数に加算する。この場合において、注4に規定する加算は算定できない。

注6　別に厚生労働大臣が定める施設基準に適合しているものとして地方厚生局長等に届け出た保険薬局において、在宅中心静脈栄養法を行っている患者に対して、その投与及び保管の状況、配合変化の有無について確認し、必要な薬学的管理及び指導を行った場合（注1のただし書に規定する場合を除く）は、在宅中心静脈栄養法加算として、1回につき**150点**を所定点数に加算する。

注7　保険薬局の所在地と患家の所在地との距離が16キロメートルを超えた場合にあっては、特殊な事情があった場合を除き算定できない。

注8　在宅患者緊急訪問薬剤管理指導に要した交通費は、患家の負担とする。

注9　1について、末期の悪性腫瘍の患者及び注射による麻薬の投与が必要な患者に対して、保険医の求めにより開局時間以外の夜間、休日または深夜に、緊急に患家を訪問して必要な薬学的管理及び指導を行った場合は、次に掲げる点数をそれぞれ所定点数に加算する。

イ　**夜間訪問加算　400点**

ロ　**休日訪問加算　600点**

ハ　**深夜訪問加算　1000点**

注10　注1の規定にかかわらず、感染症法第6条第7項に規定する新型インフルエンザ等感染症、同条第8項に規定する指定感染症、同条第9項に規定する新感染症の患者であって、患家又は宿泊施設で療養する者、介護老人保健施設、介護医療院、地域密着

型介護老人福祉施設又は介護老人福祉施設に入所する者に対して交付された処方箋を受け付けた場合において、処方箋を発行した医師の指示により、当該保険薬局の薬剤師が患家又は当該施設を緊急に訪問し、当該患者又はその家族等に対して対面による服薬指導その他必要な薬学的管理及び指導を実施し、薬剤を交付した場合には、1を算定する。ただし、情報通信機器を用いて必要な薬学的管理及び指導を行った場合には、**在宅患者緊急オンライン薬剤管理指導料**として**59点**を算定する。この場合において、注10については、区分番号10の3に掲げる服薬管理指導料、区分13の2に掲げるかかりつけ薬剤師指導料、区分番号13の3に掲げるかかりつけ薬剤師包括管理料は、別に算定できない。

14 経管投薬支援料

◎経管投薬や経鼻経管投薬に際して服用支援をおこなった場合

●所定点数　**経管投薬支援料　100点**

注　胃瘻若しくは腸瘻による経管投薬又は経鼻経管投薬を行っている患者若しくはその家族等又は保険医療機関の求めに応じて、患者の同意を得た上で、簡易懸濁法による薬剤の服用に関して必要な支援を行った場合に、初回に限り算定する。ただし、区分番号００に掲げる調剤基本料の注２に規定する別に厚生労働大臣が定める保険薬局においては、算定できない。

【補足（調剤報酬点数表に関する事項）】

（1）経管投薬支援料は、胃瘻若しくは腸瘻による経管投薬又は経鼻経管投薬を行っている患者に対して、簡易懸濁法による薬剤の服用に関して必要な支援を行った場合に算定する。

（2）当該加算に係る服薬支援は、以下の場合に患者の同意を得て行うものであること。

ア　保険医療機関からの求めがあった場合

イ　家族等の求めがあった場合等、服薬支援の必要性が認められる場合であって、医師の了解を得たとき

（3）「簡易懸濁法」とは、錠剤の粉砕やカプセルの開封等を行わず、

経管投薬の前に薬剤を崩壊及び懸濁させ、投薬する方法のことをいう。

(4) 必要な支援とは主に次に掲げる内容をいう。

ア　簡易懸濁法に適した薬剤の選択の支援

イ　患者の家族又は介助者が簡易懸濁法により経管投薬を行うために必要な指導

ウ　必要に応じて保険医療機関への患者の服薬状況及びその患者の家族等の理解度に係る情報提供

(5) 患者１人につき複数回の支援を行った場合においても、１回のみの算定とする。

(6) 患者の服薬状況等を保険医療機関に情報提供を行った場合であって所定の要件を満たす場合は、服薬情報等提供料１、２又は３を算定できる。

(7) 経管投薬支援料は、特別調剤基本料Bを算定している保険薬局は算定できない。

◎疑義解釈

【経管投薬支援料】

(問⑳) 当該患者に調剤を行っていない保険薬局は、経管投薬支援料を算定できるか。

(答え) 算定できない。

(問㉑) 在宅患者訪問薬剤管理指導料、居宅療養管理指導費又は介

護予防居宅療養管理指導費を算定していない患者であっても、必要な要件を満たせば経管投薬支援料を算定できるか。

（答え） 算定できる。

⑮ 在宅患者緊急時等共同指導料

◎在宅療養患者の急変時に医療従事者と訪問した際

●所定点数　**月２回を限度に　700 点**

注１　訪問薬剤管理指導を実施している保険薬局の保険薬剤師が、在宅での療養を行っている患者であって通院が困難なものの状態の急変等に伴い、当該患者の在宅療養を担う保険医療機関の保険医又は当該保険医療機関と連携する他の保険医療機関の保険医の求めにより、当該保険医療機関の保険医等、歯科訪問診療を実施している保険医療機関の保険医である歯科医師等、訪問看護ステーションの保健師、助産師、看護師、薬剤師、管理栄養士、社会福祉士、理学療法士、作業療法士若しくは言語聴覚士、介護支援専門員又は相談支援専門員と共同で患家に赴き、カンファレンスに参加し、それらの者と共同で療養上必要な指導を行った場合に、月２回に限り算定する。ただし、区分番号００に掲げる調剤基本料の注２に規定する別に厚生労働大臣が定める保険薬局においては、算定できない。

注２　麻薬の投薬が行われている患者に対して、麻薬の使用に関し、その服用及び保管の状況、副作用の有無等について患者に確認し、必要な薬学的管理及び指導を行った場合は、１回につき **100 点**を所定点数に加算する。

注３　別に厚生労働大臣が定める施設基準に適合しているものとして地方厚生局長等に届け出た保険薬局において、在宅で医療用麻薬持続注射療法を行っている患者に対して、その投与及び保管の状況、副作用の有無等について患

者又はその家族等に確認し、必要な薬学的管理及び指導を行った場合は、在宅患者医療用麻薬持続注射療法加算として、1回につき**250点**を所定点数に加算する。この場合において、注2に規定する加算は算定できない。

注4 在宅で療養を行っている6歳未満の乳幼児であって、通院が困難なものに対して、患家を訪問して、直接患者又はその家族等に対して薬学的管理及び指導を行った場合は、乳幼児加算として、1回につき**100点**を所定点数に加算する。

注5 児童福祉法第56条の6第2項に規定する障害児である患者又はその家族等に対して、必要な薬学的管理及び指導を行った場合は、小児特定加算として、1回につき**450点**を所定点数に加算する。この場合において、注4に規定する加算は算定できない。

注6 別に厚生労働大臣が定める施設基準に適合しているものとして地方厚生局長等に届け出た保険薬局において、在宅中心静脈栄養法を行っている患者に対して、その投与及び保管の状況、配合変化の有無について確認し、必要な薬学的管理及び指導を行った場合は、在宅中心静脈栄養法加算として、1回につき**150点**を所定点数に加算する。

注7 保険薬局の所在地と患家の所在地との距離が16キロメートルを超えた場合にあっては、特殊な事情があった場合を除き算定できない。

注8 区分番号15の2に掲げる在宅患者緊急訪問薬剤管理指導料は、別に算定できない。

⑯ 退院時共同指導料

◎退院する患者の在宅における服薬を指導

●所定点数　**入院中１回を限度に　600点**

注　保険医療機関に入院中の患者について、当該患者の退院後の訪問薬剤管理指導を担う保険薬局として当該患者が指定する保険薬局の保険薬剤師が、当該患者の同意を得て、退院後の在宅での療養上必要な薬剤に関する説明及び指導を、入院中の保険医療機関の保険医又は保健師、助産師、看護師、准看護師、薬剤師、管理栄養士 、理学療法士、作業療法士、言語聴覚士若しくは社会福祉士と共同して行った上で、文書により情報提供した場合に、当該入院中１回に限り算定する。 ただし、別に厚生労働大臣が定める疾病等の患者については、当該入院中２回に限り算定できる。ただし、区分番号００に掲げる調剤基本料の注２に規定する別に厚生労働大臣が定める保険薬局においては、算定できない。

【厚生労働大臣が定める疾病等の患者】

1　末期の悪性腫瘍の患者（在宅末期医療総合診療料を算定している患者を除く）

2　(1) であって、(2) または (3) の状態である患者

(1) 在宅自己腹膜灌流指導管理、在宅血液透析指導管理、在宅酸素療法指導管理、在宅中心静脈栄養法指導管理、在宅成分栄養経管栄養法指導管理、在宅人工呼吸指導管理、在宅悪性腫瘍患者指導管理、在宅自己疼痛管理指導管理、在宅肺高血圧症患者指導管理または在宅気管切開患者指導管理を受けている状態にある者

(2) ドレーンチューブまたは留置カテーテルを使用している状態

(3) 人工肛門または人工膀胱を設置している状態

3　在宅での療養をおこなっている患者であって、高度な指導管理を必要とするもの

17 服薬情報等提供料

◎患者の同意を得て患者が受診している医療機関に服薬状況を文書で提供した場合

1　所定点数　**服薬情報等提供料1　30点**

2　所定点数　**服薬情報等提供料2**

イ　保険医療機関に必要な情報を文書により提供した場合　**20点**

ロ　リフィル処方箋による調剤後、処方医に必要な情報を文書により提供した場合　**20点**

ハ　介護支援専門員に必要な情報を文書により提供した場合　**20点**

3　所定点数　**服薬情報等提供料3　50点**

注1　1については、保険医療機関の求めがあった場合において、患者の同意を得た上で、薬剤の使用が適切に行われるよう、調剤後も当該患者の服用薬の情報等について把握し、保険医療機関に必要な情報を文書により提供等した場合に月1回に限り算定する。

注2　2については、保険薬剤師がその必要性を認めた場合において、当該患者の同意を得た上で、薬剤の使用が適切に行われるよう、調剤後も患者の服用薬の情報等について把握し、保険医療機関又は介護支援専門員に必要な情報を文書により提供を行った場合に月1回に限り算定する。

注３　３については、入院前の患者に係る保険医療機関の求めがあった場合において、当該患者の同意を得た上で、当該患者の服用薬の情報等について一元的に把握し、必要に応じて当該患者が保険薬局に持参した服用薬の整理を行うとともに、保険 医療機関に必要な情報を文書により提供等した場合に3月に1回に限り算定す る。

注４　区分番号13の2に掲げるかかりつけ薬剤師指導料、区分番号13の3に掲げるかかりつけ薬剤師包括管理料又は区分番号15に掲げる在宅患者訪問薬剤管理指導料を算定している患者については、算定しない。

注５　区分番号00に掲げる特別調剤基本料Aを算定する保険薬局において、調剤基 本料の注6に規定する厚生労働大臣が定める保険医療機関への情報提供を行った場合は、算定できない。

注６　区分番号00に掲げる調剤基本料の注2に規定する別に厚生労働大臣が定める保険薬局においては、算定できない。

【補足（調剤報酬点数表に関する事項）】

（1）服薬情報等提供料は、保険薬局において調剤後も患者の服用薬や服薬状況に関する情報等を把握し、患者若しくはその家族等又は保険医療機関に当該情報を提供することにより、医師の処方設計及び患者の服薬の継続又は中断の判断の参考とする等、保険医療機関と保険薬局の連携の下に医薬品の適正使用を推進することを目的とするものである。

（2）**服薬情報等提供料１**は、保険医療機関から（5）のアからウに掲げる情報提供の求めがあった場合にその理由とともに、患者の同意を得て、現に患者が受診している保険医療機関に対して、当該患者の服薬状況等について文書等により提供した場合に算定できる。これには、次に掲げる場合が含まれる。なお、残薬に係る情報提供に関しては、単に確認された残薬の状況を記載するだけではなく、その後の残薬が生じないために必要な内容を併せて記載するべきであり、情報提供後の当該患者の服薬状況を継続して把握しておくこと。

ア　処方箋を発行した保険医療機関が患者の服用薬の残薬の報告を求めており、保険薬局において患者の服用薬の残薬を確認し、残薬が生じている場合はその理由を薬学的に分析した上で当該保険医療機関に対して情報提供を行った場合

イ　調剤基本料の「注10」に掲げる医師の指示による分割調剤及びリフィル処方箋による調剤において、２回目以降の調剤時に患者の服薬状況、服薬期間中の体調の変化等について確認し、処方医に対して情報提供を行った場合。この場合において、次に掲げる事項を含めるものとする。

・残薬の有無・残薬が生じている場合はその量及び理由

・副作用の有無・副作用が生じている場合はその原因の可能性がある薬剤の推定

ウ　保険医療機関からの求めに応じ、入院前の患者の服用薬について確認し、依頼元の医療機関に情報提供した場合

（３）**服薬情報等提供料２**は、保険薬剤師が患者の服薬状況等について薬学的な分析に基づき患者の薬学的管理に必要な情報を文書に

より以下のとおり情報提供した場合に算定できる。
なお、残薬に係る情報提供に関しては、単に確認された残薬の状況を記載するだけではなく、その後の残薬が生じないために必要な内容を併せて記載するとともに、情報提供後の当該患者の服薬状況を継続して把握しておくこと。

ア　服薬情報等提供料「2のイ」

保険薬局の保険薬剤師が薬剤服用歴等に基づき患者の服薬に関する（5）のアからエまでに掲げる情報提供の必要性を認めた場合であって、患者の同意を得て、現に患者が受診している保険医療機関に対して、当該患者の服薬状況等について文書等により提供した場合。これには、保険薬局において患者の服用薬の残薬、副作用の発現状況等を確認し、処方箋を発行した保険医療機関に対して情報提供を行った場合、現に歯科医療機関を受診している患者について、当該歯科医療機関に対して他の医療機関の処方に基づく当該患者の服用薬、服薬状況等の情報提供を行った場合が含まれる。

イ　服薬情報等提供料「2のロ」

保険薬局の保険薬剤師がリフィル処方箋に基づく調剤後、処方医に対して当該患者の服薬状況等について文書等により提供した場合。

ウ　服薬情報等提供料「2のハ」

保険薬局の保険薬剤師が薬剤服用歴等に基づき患者の服薬に関する（5）のアからエまでに掲げる情報提供の必要性を認め、介護支援専門員が関与する要介護又は要支援認定を受けた患者で、居宅療養管理指導を同一月に算定していない場合において、患者の同意を得て、当該患者の介護支援専門員に対して、患者の服薬状況等を踏まえた薬学的な分析に基づき、特に必要な情報を文書等により提供した場合。なお、この場合において、介護支援専門員からの情報提供の求めがあった場合においても保険薬局の保険薬剤師が情報提供の必要性を認めたうえで要件を満たせば算定することができる。

(4) **服薬情報等提供料3**は、以下の場合に算定できる。

ア　入院を予定している患者について、保険医療機関の求めがあった場合において、患者が服用中の薬剤について、当該患者若しくはその家族等への聞き取り又は他の保険薬局若しくは保険医療機関への聞き取り等により、一元的に把握し、必要に応じて当該患者が保険薬局に持参した服用薬の整理を行うとともに、患者が入院を予定している保険医療機関に対して、当該患者の服薬状況等について文書等により提供した場合に算定できる。

イ　保険医療機関の求めについては、患者が入院を予定している保険医療機関からの求めのほか、患者が受診している他の保険医療機関からの求めを含む。

ウ　患者の服用薬等については、当該保険薬局で調剤した薬剤、他の保険薬局で調剤された薬剤、保険医療機関で院内投薬された薬剤等を一元的に把握すること。

エ　算定に当たっては、別紙様式１－２又はこれに準ずるものを用いて、以下の内容について保険医療機関への情報提供を行うこと。

・受診中の保険医療機関、診療科等に関する情報

・服用中の薬剤の一覧

・患者の服薬状況

・併用薬剤等の情報

(5) 保険医療機関に対する情報提供の内容は次のとおりとする。

ア　当該患者の服用薬及び服薬状況

イ　当該患者に対する服薬指導の要点

ウ　服薬期間中の患者の状態の変化等、自覚症状がある場合はその原因の可能性がある薬剤の推定

エ　当該患者が容易に又は継続的に服用できるための技術工夫等の調剤情報

(6) 服薬期間中の体調の変化等の患者の訴えや自覚症状がある場合には、患者の自覚症状が薬剤の副作用によるものか否かに関する分析結果を踏まえて服薬指導し、当該分析及び指導の要点を情報提供することとし、また、患者に対する服薬指導は、当該分析結果を踏まえたものとする。なお、患者の自覚症状の分析に当たっては、「重篤副作用疾患別対応マニュアル」（厚生労働省）等を参考とすることが望ましい。

(7) (5)のエについては、処方箋の記入上の疑義照会等では算定できない。

(8) 保険医療機関への情報提供については、次の場合に算定する。

ア　患者１人につき同一月に２回以上服薬情報等の提供を行った場合においても、月１回のみの算定とする。

イ　複数の保険医療機関の医師又は歯科医師に対して服薬情報等の提供を行った場合は、当該保険医療機関の医師又は歯科医師ごとに月１回に限り算定できる。

ウ　処方箋を発行していない保険医療機関の医師又は歯科医師に対して服薬情報等の提供を行った場合は、必要に応じて処方箋を発行した医療機関の医師又は歯科医師に対して同様の服薬情報等を提供すること。この場合においては、当該保険医療機関の医師又は歯科医師ごとに月１回に限り算定できる。

(９) 介護支援専門員に対して服薬情報等を提供し服薬情報等提供料２を算定した場合であって、処方箋を発行した保険医療機関の医師又は歯科医師に対しても同様の服薬情報等の提供を行った場合においては、服薬情報等提供料２を別に算定できる。ただし、情報提供の内容については、(10) に示すように相手方に応じたものとすること。

(10) 保険医療機関への情報提供に当たっては、別紙様式１－１、別紙様式１－２又はこれに準ずる様式の文書等に必要事項を記載し、患者が現に診療を受けている保険医療機関に交付すること。介護支援専門員への情報提供に当たっては、「多職種連携推進のための在宅患者訪問薬剤管理指導ガイド」（令和４年度・令和５年度厚生労働科学研究費補助金 長寿科学政策研究事業 薬学的視点を踏まえた自立支援・重度化防止推進のための研究）等を参照されたい。また、介護支援専門員への情報提供については、「多職種連携推進のための在宅患者訪問薬剤管理指導ガイド」別添の報告書様式及び薬学的評価シートを参考に当該患者の生活様式を踏まえた薬学的分析を行うとともに、情報提供の際には介護支援専門員が理解しやすい表現で実施すること。

(11) 服薬情報等提供料は、特別調剤基本料Aを算定している保険薬局において、当該保険薬局と不動産取引等その他特別な関係を有している保険医療機関へ情報提供を行った場合は算定できない。また、かかりつけ薬剤師指導料、かかりつけ薬剤師包括管理料若しくは在宅患者訪問薬剤管理指導料を算定している患者に係る情報提供を行った場合は算定できない。

(12) 服薬情報等提供料は、特別調剤基本料Bを算定している保険薬局は算定できない。

⑱ 在宅患者重複投薬・相互作用等防止管理料

◎在宅患者様への薬剤管理指導業務を評価した項目

●所定点数　在宅患者重複投薬・相互作用等防止管理料

1　処方箋に基づき処方医に処方内容を照会し、処方内容が変更された場合

イ　残薬調整に係るもの以外の場合　**40点**

ロ　残薬調整に係るものの場合　**20点**

2　患者へ処方箋を交付する前に処方医と処方内容を相談し、処方に係る提案が反映された処方箋を受け付けた場合

イ 残薬調整に係るもの以外の場合　**40点**

ロ 残薬調整に係るものの場合　**20点**

注1　区分番号15に掲げる在宅患者訪問薬剤管理指導料を算定している患者その他厚生労働大臣が定める患者に対して、薬剤服用歴に基づき、重複投薬、相互作用の防止等の目的で、処方医に対して処方箋の処方内容に係る照会又は患者へ処方箋を交付する前に処方内容に係る提案を行った結果、処方に変更が行われた場合に、処方箋受付1回につき所定点数を算定する。ただし、区分番号00に掲げる調剤基本料の注2に規定する別に厚生労働大臣が定める保険薬局は、算定できない。

注2　区分番号10の2に掲げる調剤管理料の注3に規定する重複投

薬・相互作用等防止加算、区分番号10の3に掲げる服薬管理指導料、区分番号13の2に掲げるかかりつけ薬剤師指導料又は区分番号13の3に掲げるかかりつけ薬剤師包括管理料を算定している患者については、算定しない。

19 在宅移行初期管理料

◎在宅療養への移行が予定されていて、通院が困難な場合

●所定点数　在宅移行初期管理料　**230点**

注1　在宅療養へ移行が予定されている患者であって通院が困難なもののうち、服薬管理に係る支援が必要なものに対して、当該患者の訪問薬剤管理指導を担う保険薬局として当該患者が指定する保険薬局の保険薬剤師が、当該患者の同意を得て、当該患者の在宅療養を担う保険医療機関等と連携して、在宅療養を開始するに当たり必要な薬学的管理及び指導を行った場合に、当該患者において区分番号15に掲げる在宅患者訪問薬剤管理指導料の1その他厚生労働大臣が定める費用を算定した初回算定日の属する月に1回に限り算定する。ただし、在宅移行初期管理料を算定した日には、区分番号14の2に掲げる外来服薬支援料1は算定できない。なお、区分番号00に掲げる調剤基本料の注2に規定する別に厚生労働大臣が定める保険薬局においては、算定できない。

注2　在宅移行初期管理に要した交通費は、患家の負担とする。

【参考】●用語解説

【同一グループの定義】

・保険薬局の事業者の最終親会社等の子会社等、関連会社、フランチャイズ契約をしている者等の範囲の保険薬局（例として、下の範囲の保険薬局）。

・親子関係等は、議決権の過半数の所有、資本金の過半数の出資、その他これらと同等以上の支配力を有するかどうかをもって判断する。最終親会社が連結財務諸表の提出会社である場合は、連結範囲の会社は同一グループとなる。

・同一グループにおける処方せん受付回数が月４万回を超えているかどうかの判断は、２月末時点で所属している保険薬局の１月の処方せん回数（※）の合計によりおこなう。

※前年3月～当年2月末までの処方せん受付回数を12（ヶ月）で除した値。

【賃貸借取引関係とは】

保険医療機関と保険薬局の事業者が直接不動産の賃貸借取引を契約している場合を指す。賃貸借取引がある保険薬局は次のいずれかの基準による。

①保険薬局の土地又は建物が特定の保険医療機関の所有である場合の店舗。

②保険医療機関が保険薬局の事業者から土地又は建物を賃借している場合、保険医療機関と近接な位置にある保険薬局の店舗。

【妥結率とは】

医療機関や薬局が医薬品の卸売業者から医薬品を購入する際価格を決めずに納品してもらうことがありこれを未妥結と言う。一般的な物品とは異なり、医薬品は人命に関わる特別な意味をもつ物品の為、先ず納品、その後価格を交渉という場合があり得る。

国は毎年、医薬品の市場実勢価格の調査を実施し、薬剤ごとに医療機関等が卸業者からいくらで納品してもらっているかを調べ、次回の薬価改正に反映させているが、未妥結の薬剤があると正確な情報を得られない。そのため妥結率が50%以下の調剤薬局で、調剤基本料を減算とした未妥結の医薬品が多くなると妥結率は低くなる。

【かかりつけ薬局・薬剤師が持つべき3つの機能】

◎服薬情報の一元的・継続的把握

・主治医との連携、患者からのインタビューやお薬手帳の内容の把握等を通じて、患者様がかかっている全ての医療機関や服用薬を一元的・継続的に把握し、薬学的管理・指導を実施。

・患者様に複数のお薬手帳が発行されている場合は、お薬手帳の一冊化・集約化を実施。

◎24時間対応・在宅対応

・開局時間外でも、薬の副作用や飲み間違い、服用のタイミング等に関し随時電話相談を実施。

・夜間・休日も、在宅患者の症状悪化時などの場合には、調剤を実施。

・地域包括ケアの一環として、残薬管理等のため、在宅対応にも積極的に関与。

◎医療機関等との連携

・医師の処方内容をチェックし、必要に応じ処方医に対して疑義照会や処方提案を実施。

・調剤後も患者様の状態を把握し、処方医へのフィードバックや残薬管理・服薬指導をおこなう。

・医薬品等の相談や健康相談に対応し、医療機関に受診勧奨する他、地域の関係機関と連携。

【薬学管理料の練習問題！】→※解答・解説は次の頁です

問題１

かかりつけ薬剤師指導料は、患者様が初めて来局した場合にも算定できる。

問題２

在宅患者訪問薬剤管理指導料を算定している患者様に対してはいかなる場合も薬剤服用暦管理指導料を算定することはできない。

問題３

麻薬および向精神薬取締法第３条に定められている『麻薬小売業者免許』は業務所在地の都道府県知事から免許を受けなければならない。

問題４

内服薬としてカリウム製剤が処方された患者様に対して、特に安全管理が必要な薬剤であることから、特定薬剤管理指導加算を算定した。

問題５

７歳の小児に対して、家族に服用に際しての必要な指導をおこない指導内容を手帳に記載した場合は、乳幼児服用指導加算を算定することができる。

問題６

在宅患者緊急訪問薬剤管理指導料は、必要があれば月に５回以上実施し全て算定することが可能である。

問題７

在宅患者緊急時等共同指導料の算定は月に１回に限り認められている。

問題８

在宅患者訪問薬剤管理指導料を算定している患者には、服薬情報等提供料及び外来服薬支援料の算定をすることはできない。

問題９

薬剤服用歴に記載しなければならない事項の一つとして『飲食物の摂取状況』がある。

【薬学管理料の練習問題！　解答・解説】

解答1　×

患者様が選択したかかりつけ薬剤師が同意を得た上、次回来局時以降に算定できる。

解答2　×

臨時の投薬がおこなわれた場合は、算定することが認められています。

解答3　○　設問の通り。

解答4　×

厚生労働大臣が定める特に安全管理が必要な医薬品においてカリウム製剤が記載されているが、注射薬のみが該当している。

解答5　×

対象患者は6歳未満の乳幼児になります。

解答6　×

算定上限は月４回となっています。

解答7　×

月に2回を上限として算定することができます。

解答8　○　設問の通り。

解答9　○　設問の通り。

第5章

薬剤料・特定保険医療材料料

※本書で使用している薬価は、令和6（2024）年4月1日に厚生労働省から告示されている使用薬剤の薬価（薬価基準）にて掲載しています。

1 薬剤料とはなにか

◎ 薬剤の区分と所定の単位

保険診療では、点数という形で算定することになりますが、患者に処方された薬剤は**薬価**という円で表記されています。これを所定の計算方法（五捨五超入）により点数に置き換えていくことが必要となります。これが薬剤料の算定になります。

◎薬剤料の計算単位

調剤報酬を算定する上で最も代表的なものが薬剤料といえます。薬剤料を計算する上で、一番重要なことは『所定単位』になります。薬剤の区分により算定単位が異なりますので、しっかりと理解する

薬剤の区分	所定の単位		投与単位
内服薬	1剤1日分	×	日数
内服用滴剤	1調剤分	×	調剤数
浸煎薬	1調剤分	×	調剤数
湯薬	1剤1日分	×	日数
屯服薬	1調剤分	×	調剤数
外用薬	1調剤分	×	調剤数
注射薬	1調剤分	×	調剤数

ことが必要です。

◎処方せんの見方

医師が記載した処方せんには次のような形式で薬剤が記載されています。

Ｒｐ①ノルバスク錠	2.5 mg	1錠	分1朝食後	14 TD
(薬剤名)	(規格)	(一日の服用量)	(服用方法)	(投与日数)

この場合は、１剤の内服薬が投与されているので、１日あたりの薬剤料を計算し投与日数を乗じることになります。では、次に複数の薬剤が投与されている場合を見てみましょう。

Ｒｐ①セルベックスカプセル５０ｍｇ　３カプセル
　　ストロカイン錠5mg　３錠　分３毎食後　１０日分
　　②リンデロン‐ＶＧ軟膏０．１２％　10g

この処方の場合は、内服薬と外用薬に分けて考える必要があります。まず内服薬は２銘柄の薬剤が投与されていますが、共に同じ服用方法で同じ投与日数になります。この場合、１剤ということになり合算して薬剤料の計算をすることになります。Ｒｐ②は外用薬なので１調剤分が計算単位となることから総量を計算単位とします。

では､次のページ以降で各区分の算定方法を解説していきますが、まずは処方に際して使用される、用語や略語を見てみましょう。

2 薬剤料の分類方法

◎まずは薬剤の種類を把握しよう

まずは薬剤の種類を理解しましょう。

調剤報酬において薬剤料を算定する場合において、下記のような分類になります。医師より交付された処方せんを読み取る上で重要になりますので、しっかりと理解しましょう。

◎薬剤の分類

・内用薬……内服薬（１日３回毎食後など定期的に服用する薬剤）
　　　　……頓服薬（その症状が出た時に臨時で服用する薬剤）
・外用薬（経口投与されない薬剤は全て該当）
・注射薬（上記のいずれにも該当せず、筋肉や血管に注入する薬剤）

１. 内服薬とは

服用時点および服用量が一定であり、服用量が規則的に増量、あるいは減量するような一定の服用方法を内服といいます。このような服用をする内用薬のことを内服薬といいます。

いわゆる経口投与（口から飲みこみ、胃や腸から吸収される）され、効果が期待される薬剤を内用薬と考えます。服用方法によって、「内服薬」と「屯服薬」に分類されます。

2. 屯服薬

頭痛、腹痛、発熱など、症状が生じたときに臨時的に服用するものを「屯服」といい、このような服用をする内用薬のことを『屯服薬』といいます。

3. 外用薬

「外用薬」とは、軟膏の塗布、湿布など皮膚や粘膜に作用させることを目的として製剤された薬品のことをいいます。液剤､貼付剤、散布剤、塗布剤、噴霧薬、点眼薬、坐薬、浣腸薬、トローチ剤などが「外用薬」に該当します。

トローチ剤については、口に入れて咽喉頭部の炎症を抑えるために使用しますが、経口投与される薬のように胃腸で消化吸収されて効果が期待されるものではないため､「内用薬」には該当せず「外用薬」として算定します。

4. 内服薬と屯服薬の見分け方

さきに解説したとおり「内服薬」と「屯服薬」の見分け方は服用方法で判断します。薬価基準には､「内用薬」「注射薬」「外用薬」の３つに区分されて収載されています。

正確な検索をするためには、目的の薬剤の区分を見分けられるようにしておく必要があります。

それぞれの投与の仕方で区分が分かれますので、投与された薬剤の「服用方法」に注意してください。

【薬剤の形状(剤形)】

薬剤には非常に多くの形状があり、数量を表す単位も違います。主なものとして次のようなものがあります。

●散剤(粉末)(末、散、顆粒)…g
●錠剤……錠、T(Tabletの略)
●カプセル剤…カプセル、C(Capsuleの略)
●液剤…mL、cc
●坐剤…個

【処方に使われる略語】

医師がカルテや処方せんなどに記載するときに用いるものです。代表的なものとして下に示したものが使用されます。

Rp ………………処方の頭に書く、「処方せよ」(Reciep)という意味
×10倍散 ……………………………レセプトには10%と記載
×100倍散 …………………………レセプトには1%と記載
分3
3×
3×tgl
} ………… いずれも1日に3回に分けて服用という意味
b.i.d ………………1日2回に分けて服用という意味 (bis in die)
b.i.n …………………………………夜中2回 (bis in nocte)
o.m ……………………………毎朝 (omni mane, omn man)
Omn.bih ……………………………2時間ごと (omni bihora)
6st×4 ……………………6時間おきに1日4回服用という意味
v.d.E ……………………食前という意味 (vor dem Essen)
n.d.E……………………食後という意味(nach dem Essen)
z.d.E …………………食間という意味 (zwischen dem Essen)
h.s.又はv.d.s ……………就眠時に服用という意味 (hora somni)
TD又はT…………………………………………何日分という意味
w ……………………………………………1週間という意味
do ……………………………「同上の」、「前と同じ」という意味
P ……………………………………何回分、何包という意味
SY ………………………………………………シロップ
DSY …………………………………………ドライシロップ

〔処方せん例〕

Rp　①ＰＬ　　3.0g　　１日３回毎食後　　５ＴＤ

②ロキソニン錠　１Ｔ　１回１Ｔ　　５回分

※ 37.5℃以上のとき

③イソジンガーグル　30ml

●内服薬は、服用量が規則的に定められています（定時定量服用）……カルテには、『～日分』または『～Ｔ（＝何日分の略）』、『～TD（＝何日分の略）』と記載されています。

上記の処方せんを見ると、Ｒｐ①が５ＴＤと記載されています。このように記載される薬剤は、内服薬と判断します。

●屯服薬は、症状が生じたときに臨時的に服用する薬です……カルテには、『～回分』または『～Ｐ』、『～包』と記載されています。Ｐとはパックすなわち何回分などの略で用いられます。

上記処方せん例で、Ｒｐ②は５回分と記載されています。このように記載される薬剤は、臨時の投与として屯服薬と判断します。

●外用薬は、経口投与されない薬剤全てとなります……上記処方せん例の、Ｒｐ③はイソジンガーグルが処方されていますが、うがい薬となります。先にも解説したとおり、胃や腸で吸収し効果を期待する薬剤ではありませんので、外用薬と判断します。

以上が処方せんの記載による薬剤の見分け方になりますが、特に外用薬の見極めは慣れが必要です。代表的な薬剤は見分けられるように覚えましょう。

5.「1剤」とは

1剤とは、服用時点が同一の薬剤をいいますので、1種類の薬剤で1剤となる場合と、2種類以上の薬剤を混合したものを1剤という場合があります。たとえば、

Rp	①ユベラ錠50mg	3錠	分3毎食後	14日分
	②セルベックス細粒10%	1g	分2朝夕食後	14日分
	アルサルミン細粒90%	2g		

を同時に処方、調剤した場合、①と②は服用時点（①は分3、毎食後おきに。②は分2、朝夕食後に）が異なりますので①で1剤、②で1剤となります。②はこの2種類の薬を混合して服用するという意味で、服用時点・服用回数はもちろん同じです。②は2銘柄の薬剤で1剤となります。したがって、①と②で2剤になります。

6.「1調剤」とは

1調剤分とは、通常1回に投与する内用薬、外用薬ごとの薬剤の総量のことをいいます。

たとえば、「SPトローチ」という外用薬を1日6錠で4日分投与した場合は、1日分の6錠を1調剤とするのではなく、6錠×4日分の24錠が総量となり1調剤ということになります。

また、「SPトローチ24錠」と「オイラックスHクリーム15g」とが同時に処方されることがあった場合は、外用薬の2剤となり、別々に算定することになります。外用薬の場合にも、2～3種類の薬を混合して1つの外用薬とすることもあり、その場合は、2～3種類の混

合した薬の全体量で１調剤となります。

● 重要!! 算定のポイント

・薬剤料の計算単位

1. 内服薬は、１剤１日分を１単位とする。
2. 屯服薬は、１調剤分を１単位とする。
3. 外用薬は、１調剤分を１単位とする。

● 重要!! 算定のポイント

・薬剤料の算定方法

１単位の薬剤価格の点数

・１剤の合計薬価が 15 円を超える場合

※簡略法

$$\left[\frac{\text{薬剤価格}}{10}\right] = \text{薬剤点数（小数点以下は五捨五超入）}$$

〔(合計薬価－ 15 円) ÷ 10 円 〕+1 点（小数点以下切り上げ）

・１剤の合計薬価が 15 円以下である場合は１点

算出された点数

内服薬 → ○点 × ○日分

屯服薬 → ○点 × １調剤分

外用薬 → ○点 × １調剤分

※注、「薬価基準」には同じ薬剤名で形状や規格が何種類もあるが、特に規格･単位の指示がなければ、最も価格の低いもので計算する。

3 内服薬の薬剤料

◎内服薬の１剤の考え方に注意

薬剤料における所定単位の項目で簡単に説明しましたが、内服薬の「1剤」の考え方は複雑な所があるので、理解しにくい点があります。

ここでは例題で、五捨五超入の計算方法と併せてさらに理解を深めてください。

◎薬剤料の計算・五捨五超入とは

調剤報酬は点数で計算していきますが、薬剤は薬価（円）として定められています。したがって、円→点に直す場合は、小数点以下の端数が出てきます。

この端数を正数にする必要がありますが、この時に活用するのが五捨五超入です。

皆さんがこれまで活用してこられた端数処理は、四捨五入だと思いますが、薬剤料の計算では五捨五超入という方法にて端数処理をおこないます。四捨五入では、小数点以下が五になったら切り上げますが、五捨五超入では、小数点以下が、5ジャストまでは切り捨て、5を少しでも超えると切り上げることになります。以下の算定例にて確認してみましょう。

＜算定例1＞

Rp　ケフレックスカプセル250mg　　3Ｃ　　分3毎食後　　7日分

（処方）　　　（薬剤名）　　　　（投与単位）　（服用時点）　　（投与日数）

ケフレックスカプセル250mg（1Ｃ＝31.5円）

投与日数7日分とあるので、内服薬なので1単位は1剤1日分になります。

今回の場合、3Ｃが1日分になるので

31.5円　×　　3Ｃ　＝　94.5円　　が1日分の薬価になります。

五捨五超入の方法で換算式にあてはめると

94.5円　÷　10　　＝　9.45点　小数点以下が「5」を超えていないので「9点」になります。

9点　　×　　7日分　＝　63点　　が薬剤料になります。

＜算定例2＞

Rp　トランサミン散50%　　　　3g

　　ムコダイン錠500mg　　　3錠

　　　　　　　　　　　　　　　　　分3毎食後　　4日分

トランサミン散50%　　（1g＝11.60円）

ムコダイン錠500mg　　（1錠＝10.10円）

今回の場合、服用時点が同一の薬剤が２銘柄になります。このような場合は２銘柄で１剤になります。

したがって、１日に服用する薬価を全て合算します。

（11.60 円　× 3g）＋　（10.10 円　×　3 錠）＝ 65.1 円

65.1 円　÷　　10　＝ 6.51 点　小数点以下が「5」を超えているので「7 点」

7 点　　×　4 日分　＝　28 点　が薬剤料になります。

＜算定例 3 ＞

Rp ①　ロキソニン錠 60mg　　　　　　3 T（1 T ＝ 10.10 円）

　　　アルジオキサ顆粒 25%　1.2g（1g ＝ 7.5 円）

　　　　　　　　　　　　　　　　分 3 毎食後　　　4 日分

Rp ②　アスベリンシロップ 0.5%　　　5mℓ（10mℓ＝ 19.70 円）

　　　ムコダインシロップ 5%　　　　5mℓ（1 mℓ＝ 6.1 円）

　　　ペリアクチンシロップ 0.04%　5mℓ（10mℓ＝ 15.50 円）

　　　　　　　　　　　　　　　　分 3 毎食後　　　4 日分

今回の場合、Ｒｐ①が内服用固形剤であり、Ｒｐ②が内服用液剤になります。このように、服用時点が同一であっても、内服用固形剤と内服用液剤の場合は、別剤としてそれぞれ計算します。

Rp ①

（10.10 円　×　3T）＋　（7.5 円　×　1.2g）＝ 39.3 円

39.3円　÷　10　＝　3.93点　　小数点以下が「5」を超えているので「4点」

4点　×　4日分　＝16点　　が薬剤料になります。

Rp ②

(19.70円　÷　10mℓ　×　5mℓ) ＋ (6.1円　×　5mℓ) ＋ (15.50円　÷　10mℓ　×　5mℓ) ＝ 48.1円

48.1円　÷　10　=4.81点　小数点以下が「5」を超えているので「5点」

5点　×　4日分　＝20点　　が薬剤料になります。

＜算定例4＞

Rp ①　トラムセット配合錠　　3T（1T＝31.70円）

分3毎食後　　4日分

Rp ②　ムコスタ錠100mg　　3T（1T＝10.10円）

分3毎食後　　7日分

今回の場合、服用時点が同一の薬剤が2種類になりますが、投与日数が異なります。

このような場合は服用時点が同一であっても、別調剤としてそれぞれ計算します。

Rp ①　31.70円　×　3T　＝　95.1円

95.1円　÷　10　＝　9.51点　小数点以下が「5」を超えて

いるので「10点」

10点　×　4日分　＝40点　　が薬剤料になります。

Rp②　10.10円　×　3T　＝　30.3円

30.3円　÷　10　＝　3.03点　小数点以下が「5」を超えていないので「3点」

3点　×　7日分　＝21点　　が薬剤料になります。

4 屯服薬の薬剤料

◎1調剤分が所定の単位

屯服薬は同じ内用薬の内服薬とは異なり、1調剤分が計算単位となります。屯服薬とは、症状が出た時にだけ服用するような薬剤をいいます。内服薬のように定期的に服用する薬剤ではなく、臨時で服用する薬剤といえます。処方せん上の表記では、○回分や○P（パック）と表されます。

〈処方せん記載例〉

Rp　ハルシオン0.125 mg錠（5.90円）　1錠　10回分

※不眠時に1回1錠服用のこと

この場合の1調剤分とは、10錠となりますので、計算式は、下記のようになります。

5.90円×10回分＝59円÷10＝5.9点→5捨5超入すると、小数点以下が5を超えているので「6点」になります。

よって、6点×1となります。

5 外用薬の薬剤料

◎1調剤分が所定の単位

外用薬とは、皮膚や粘膜から効き目を吸収する薬剤をいいますが、薬剤料の計算方法は屯服薬と同様に１調剤ごとに算定します。

〈処方せん記載例〉

Ｒｐ　①アクロマイシントローチ15mg（7.90円）　３錠　５日分
　　　※１日３回適宜

　　②ハップスターＩＤ 70mg（11.8円）　30枚
　　　※背部に１日２枚

上記は、ともに外用薬となりますが、Ｒｐ①②ごとに薬剤料を算定します。

Ｒｐ①は次のように算定することになります。

7.90円×15錠（１調剤分）＝118.5円÷１０＝11.85点→５捨５超入すると12点×１

②は次のように計算します。

11.8円×30枚＝354円÷10＝35.4点→５捨５超入すると35点×１

6 注射薬の薬剤料

◎1調剤分が所定の単位

注射薬の算定ですが、注射薬についても１調剤分が計算単位となります。

一般的には、在宅自己注射などで使用する薬剤が多く処方されます。

〈処方せん記載例〉

Ｒｐ　バイエッタ皮下注５μｇペン３００（８２３７円）　１キット

8237円×１＝8237円÷10＝823.7点→５捨５超入すると824点×１

7 特定保険医療材料料

◎自己注射などに用いる器材

特定保険医療材料としては、先の注射薬のような在宅自己注射などをおこなう患者が使用する注射器などが代表的なものとして挙げられます。

それ以外にも、在宅中心静脈栄養法などで用いる機材などもあります。ただし、医師は注射器や針のみを処方せんで処方することはできないことになっています。

算定方法は薬剤とは異なり、**四捨五入により端数処理をおこないます**ので注意しましょう。

◎算定方法

特定保険医療材料料の算定方法は以下のように算定します。

$$\text{特定保険医療材料料} = \left(\frac{\text{材料価格}}{10} \right) \text{点}$$

（小数点以下は四捨五入）

＊材料価格は点数表で定められています。

●特定保険医療材料

◎保険薬局で交付できる特定保険医療材料は以下のものです。

・インスリン製剤、ヒト成長ホルモン剤、遺伝子組換え活性型血液凝固第Ⅶ因子製剤、遺伝子組換え型血液凝固第Ⅷ因子製剤、乾燥人血液凝固第Ⅷ因子製剤、遺伝子組換え型血液凝固第Ⅸ因子製剤、乾燥人血液凝固第Ⅸ因子製剤(活性化プロトロンビン複合体及び乾燥人血液凝固因子抗体迂回活性複合体を含む)、性腺刺激ホルモン放出ホルモン剤、性腺刺激ホルモン製剤、ゴナドトロピン放出ホルモン誘導体、ソマトスタチンアナログ、顆粒球コロニー形成刺激因子製剤、インターフェロンアルファ製剤、インターフェロンベータ製剤、ブプレノルフィン製剤、抗悪性腫瘍剤、グルカゴン製剤、グルカゴン様ペプチド－1受容体アゴニスト、エタネルセプト製剤、ヒトソマトメジンＣ製剤、ペグビソマント製剤、スマトリプタン製剤、グリチルリチン酸モノアンモニウム・グリシン・Ｌ－システイン塩酸塩配合剤、アダリムマブ製剤、テリパラチド製剤、アドレナリン製剤、ヘパリンカルシウム製剤、アポモルヒネ塩酸塩製剤、セルトリズマブペゴル製剤、トシリズマブ製剤、メトレレプチン製剤、アバタセプト製剤及びpH4処理酸性人免疫グロブリン(皮下注射)製剤等の自己注射のために用いるディスポーザブル注射器(針を含む)

・万年筆型注入器用注射針

・自己連続携行式腹膜灌流のために用いる腹膜透析液交換セット

・在宅中心静脈栄養用輸液セット

・在宅寝たきり患者処置用栄養用ディスポーザブルカテーテル

・携帯型ディスポーザブル注入ポンプ(一般用、化学療法用)

・在宅寝たきり患者処置用気管内切開後留置用チューブ

・在宅寝たきり患者処置用膀胱留置用ディスポーザブルカテーテル

・在宅血液透析用特定保険医療材料(回路を含む)

・皮膚欠損用創傷被覆材

・非固着性シリコンガーゼ

第6章

レセプトができるまでの流れ

ステップ1▶処方せんに記載されていること

処方せんには、次のようなことが記載されています。
番号は次ページの図の番号と連動しています。

A　公費負担者番号（8桁）と受給者番号（7桁）。
B　保険証の保険者番号、記号・番号。
C　患者様の氏名、生年月日、性別、区分「本人（被保険者）か家族（被扶養者）か」が○で囲まれている。
D　処方せんを交付した保険医療機関の所在地、名称、保険医氏名。
処方せんを交付した保険医療機関の都道府県番号と各保険医療機関毎に決まっている医療機関コード。点数表番号は1は医科、3は歯科、4が調剤。
E　処方せんが交付された年月日。
F　処方せんの使用期間。原則交付の日を含め4日以内は記載を省略するが、3日以内に調剤の必要がある場合等、例外的なものは使用期間が記載される。
G　処方された薬剤が後発医薬品への変更不可な場合は「レ点」または「×」を付す。
H　処方された内容。薬剤等の名称、規格・単位、服用時点・回数、使用時点。
I　変更不可欄に「レ点」または「×」を全てに付した場合は、保険医が署名・押印する。
・保険薬局が留意すべき事（例、休日に調剤等）。
・麻薬を処方した場合は患者様の住所・麻薬施用者の免許番号。
・未就学児は「6歳」、70歳以上は「高一（1割・2割負担）または高7（3割負担）」と記載される。
・当該欄にチェックがある場合は、薬局において患者様の残薬の有無を確認し、残薬が確認されされた場合には、
①医療機関へ疑義照会した上で調剤
②医療機関へ情報提供
のいずれかの対応をおこなう。

※処方箋の様式変更は2024年10月からになります。

処　方　箋

（この処方箋は、どの保険薬局でも有効です。）

様式第二号（第二十三条関係）

公費負担者番号	A	保険者番号	B
公費負担医療の受給者番号		被保険者証・被保険者手帳の記号・番号	・　（枝番）

患者	氏　名	C	
	生年月日	明 大 昭 平 令　年　月　日	男・女
	区　分	被保険者	被扶養者

保険医療機関の所在地及び名称

電　話　番　号

保険医氏名　㊞

都道府県番号	D	点数表番号		医療機関コード	

交付年月日	E　令和　年　月　日	処方箋の使用期間	F　令和　年　月　日（特に記載のある場合を除き、交付の日を含めて４日以内に保険薬局に提出すること。）

処方

変更不可（医療上必要）	患者希望	
G		（個々の処方薬について、医療上の必要性があるため、後発医薬品（ジェネリック医薬品）への変更に差し支えがあると判断した場合には、「変更不可」欄に「レ」又は「×」を記載し、「保険医署名」欄に署名又は記名・押印すること。また、患者の希望を踏まえ、先発医薬品を処方した場合には、「患者希望」欄に「レ」又は「×」を記載すること。）
		H
		リフィル可　□　（　　回）

備考

保険医署名　（「変更不可」欄に「レ」又は「×」を記載した場合は、署名又は記名・押印すること。）

保険薬局が調剤時に残薬を確認した場合の対応(特に指示がある場合は「レ」又は「×」を記載すること。)
□保険医療機関へ疑義照会した上で調剤　　□保険医療機関へ情報提供

調剤実施回数（調剤回数に応じて、□に「レ」又は「×」を記載するとともに、調剤日及び次回調剤予定日を記載すること。）
□１回目調剤日（　年　月　日）　□２回目調剤日（　年　月　日）　□３回目調剤日（　年　月　日）
次回調剤予定日（　年　月　日）　次回調剤予定日（　年　月　日）

調剤済年月日	令和　年　月　日	公費負担者番号	I
保険薬局の所在地及び名称 保険薬剤師氏名	㊞	公費負担医療の受給者番号	

備考　1．「処方」欄には、薬名、分量、用法及び用量を記載すること。
2．この用紙は、A列５番を標準とすること。
3．療養の給付及び公費負担医療に関する費用の請求に関する命令（昭和51年厚生省令第36号）第１条の公費負担医療については、「保険医療機関」とあるのは「公費負担医療の担当医療機関」と、「保険医氏名」とあるのは「公費負担医療の担当医氏名」と読み替えるものとすること。

ワンポイント

◎70歳以上の負担割合
・平成26年４月１日迄に70歳になった方＝1割
・平成26年４月２日以降に70歳になった方＝2割
・現役並みに所得のある方＝3割

◎分割調剤をおこなった際の処方せん様式が変更

平成30年度から分割調剤をおこなうための医師の指示や分割調剤をおこなった際の手続きの明確化・合理化を図る観点から、処方せんの様式が変更されています。従来の処方せん様式上部右に、
『分割指示に係る処方箋__分割の__枚目』
が追記されました。

さらに指示書も新たな様式が明示されているので確認しておきましょう。厚生労働省から出ている算定例も併せて記載しておきます。

【分割調剤に係る留意事項】
(1) 分割指示に係る処方せんを発行する場合、分割の回数は３回までとすること。
(2) 分割指示に係る処方せんを発行した場合は、患者に対し、調剤を受ける度に、記載された回数に応じた処方せん及び別紙を保険薬局に提出するよう指導すること。
(3) 保険薬局の保険薬剤師は、分割指示に係る処方せんの交付を受けた患者に対して、継続的な薬学的管理指導のため、同一の保険薬局で調剤を受けるべきである旨を説明すること。
(4) 保険薬局の保険薬剤師は、患者の次回の調剤を受ける予定を確認すること。予定される時期に患者が来局しない場合は、電話等により調剤の状況を確認すること。患者が別の保険薬局にて調剤を受けることを申し出ている場合は、当該保険薬局に調剤の状況とともに必要な情報を予め提供すること。
(5) 受付保険薬局情報において、１枚目の処方せんが処方せんの使用期間内に受け付けられたことが確認できない場合は、当該処方せんは無効とすること。

処方せん（分割調剤用の様式）

※処方箋の様式変更は2024年10月からになります。

様式第二号の二（第二十三条関係）

処　方　せん

（この処方せんは、どの保険薬局でも有効です。）

分割指示に係る処方せん　＿＿分割の＿＿回目

公費負担者番号		保険者番号	
公費負担医療の受給者番号		被保険者証・被保険者手帳の記号・番号	（枝番）

患者	氏　名		
	生年月日	明 大 昭 平 令　年　月　日	男・女
	区　分	被保険者	被扶養者

保険医療機関の所在地及び名称

電話番号

保険医氏名　㊞

都道府県番号		点数表番号		医療機関コード	

交付年月日	令和　年　月　日	処方せんの使用期間	令和　年　月　日（特に記載のある場合を除き、交付の日を含めて4日以内に保険薬局に提出すること。）

処方	変更不可（医療上必要）	患者希望	（個々の処方薬について、後発医薬品（ジェネリック医薬品）への変更に差し支えがあると判断した場合には、「変更不可」欄に「レ」又は「×」を記載し、「保険医署名」欄に署名又は記名・押印すること。また、患者の希望を踏まえ、先発医薬品を処方した場合には、「患者希望」欄に「レ」又は「×」を記載すること。）

備考	保険医署名（「変更不可」欄に「　」又は「×」を記載した場合は、署名又は記名・押印すること。）
	保険薬局が調剤時に残薬を確認した場合の対応（特に指示がある場合は「レ」又は「×」を記載すること。） □保険医療機関へ疑義照会した上で調剤　□保険医療機関へ情報提供

調剤済年月日	令和　年　月　日	公費負担者番号	
保険薬局の所在地及び名称 保険薬剤師氏名	㊞	公費負担医療の受給者番号	

備考

1.「処方」欄には、薬名、分量、用法及び用量を記載すること。

2.この用紙は、日本工業規格 A 列5番を標準とすること。

3.療養の給付及び公費負担医療に関する費用の請求に関する省令（昭和51年厚生省令第36号）第1条の公費負担医療については、「保険医療機関」とあるのは「公費負担医療の担当医療機関」と、「保険医氏名」とあるのは「公費負担医療の担当医氏名」と読み替えるものとすること。

分割指示に係る処方箋（別紙）

(発行保険医療機関情報)
処方箋発行医療機関の保険薬局からの連絡先

電話番号＿＿＿＿＿＿＿＿　ＦＡＸ番号＿＿＿＿＿＿＿＿

その他の連絡先＿＿＿＿＿＿＿＿

(受付保険薬局情報)

１回目を受け付けた保険薬局

名称＿＿＿＿＿＿＿＿

所在地＿＿＿＿＿＿＿＿

保険薬剤師氏名＿＿＿＿＿＿＿＿㊞

調剤年月日＿＿＿＿＿＿＿＿

２回目を受け付けた保険薬局

名称＿＿＿＿＿＿＿＿

所在地＿＿＿＿＿＿＿＿

保険薬剤師氏名＿＿＿＿＿＿＿＿㊞

調剤年月日＿＿＿＿＿＿＿＿

３回目を受け付けた保険薬局

名称＿＿＿＿＿＿＿＿

所在地＿＿＿＿＿＿＿＿

保険薬剤師氏名＿＿＿＿＿＿＿＿㊞

調剤年月日＿＿＿＿＿＿＿＿

ステップ2▶レセプトの記載方法

次ページのレセプトに付けた番号の欄に、必要事項を記入して作成していきます。各々の番号欄について説明をしていきます。まずは、「上書き」と呼ばれるアミがかかっている部分の1から16までを見ていきましょう。

1　「令和　年　月分」欄

調剤した月を記載。

2　「都道府県番号」欄

都道府県番号（保険証・処方せんの都道府県番号と同じ）を記載。

3　「薬局コード」欄

各保険薬局毎に決められた7桁の薬局コード（7桁）を記載。

例）薬局コード内訳：1234567の場合

12（市区番号）3456（保険薬局番号）7（検証番号）

4　「保険種別1」、「保険種別2」、「本人・家族」欄

・保険種別1：1＝社保又は国保

2＝公費

3＝後期高齢者医療

4＝退職者医療

（※特例退職者＝1.社・国　　70～74歳＝1社・国）

・保険種別2（公費との併用の区分を示す）

1.単独＝単独

2.2併＝1種の公費と併用

3.3併＝2種以上の公費と併用

・本人・家族：2.本外＝本人

4.六外＝未就学児

6.家外＝家族

8.高外＝70～74歳（1割・2割負担）

後期高齢者（1割負担）

0.高外7＝70～74歳（3割負担）

後期高齢者（3割負担）

上記を○で囲む。

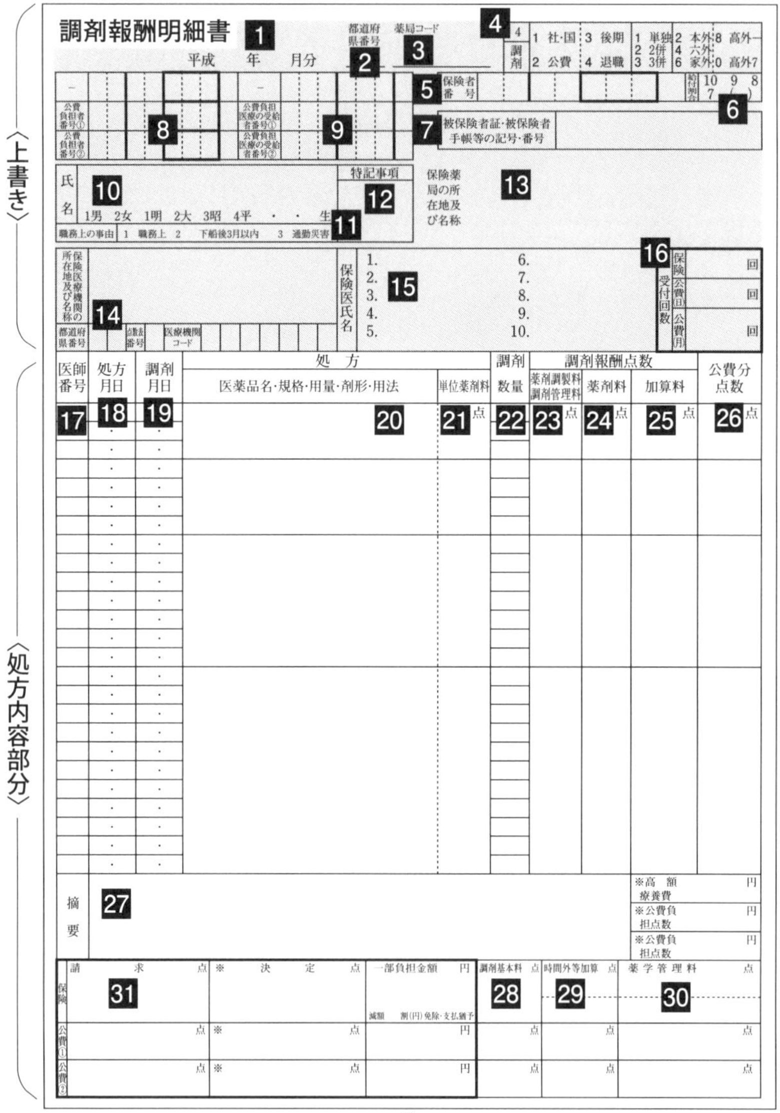
〈上書き〉
〈処方内容部分〉
調剤報酬明細書 1
平成　年　月分
都道府県番号 2
薬局コード 3
4 調剤
1 社・国　3 後期
2 公費　4 退職
1 単独　2 2併　3 3併
2 本外　4 六外　6 家外
8 高外一　0 高外7
保険者番号 5
給付割合 10 9 8 7（　）6
公費負担者番号① 公費負担者番号② 8
公費負担医療の受給者番号① 公費負担医療の受給者番号② 9
被保険者証・被保険者手帳等の記号・番号 7
氏名 10
1男 2女 1明 2大 3昭 4平 ・ ・ 生 11
特記事項 12
保険薬局の所在地及び名称 13
職務上の事由　1 職務上　2 下船後3月以内　3 通勤災害
保険医療機関の所在地及び名称 14
都道府県番号　点数表番号　医療機関コード
保険医氏名 15
1. 2. 3. 4. 5. 6. 7. 8. 9. 10.
受付回数 16
保険 回
公費① 回
公費② 回
医師番号 17
処方月日 18
調剤月日 19
処方
医薬品名・規格・用量・剤形・用法 20
単位薬剤料 21 点
調剤数量 22
調剤報酬点数
薬剤調製料 調剤管理料 23 点
薬剤料 24 点
加算料 25 点
公費分点数 26 点
摘要 27
※高額療養費 円
※公費負担点数 円
※公費負担点数 円
保険
請求 点 31
※決定 点
一部負担金額 円
減額　割(円)免除・支払猶予
調剤基本料 点 28
時間外等加算 点 29
薬学管理料 点 30
公費① 点 ※ 点 円 点 点 点
公費② 点 ※ 点 円 点 点 点

●レセプトに付けた番号は、レセプトの記載方法に付けた番号と連動しています。
●アミがかかっている部分が上書き部分です。

5　「保険者番号」欄

保険者番号を記載。国保は頭 2 桁の法別番号を空ける。(国保退職者医療・法別番号 67 除く）

6　給付割合（保険者からの給付➡対して患者様本人負担は負担割合）は国保・退職者医療の場合は○で囲む

7　「被保険証・被保険者手帳の記号、番号」欄

処方せんに記載されている保険証の記号、番号、後期高齢者医療被保険者証の被保険者番号を記載。記号、番号の間に「・」又は「-」を入れるか上段に記号、下段に番号を記載。

例）123456（記号）・789（番号）　　　123456（記号）
　　　　　　　　　　　　　　　　　　　　789（番号）

8　公費負担番号①と公費負担番号②の欄

公費負担医療には優先順位があり2種の公費が併用される場合は優先順位の高いものが第一公費となり、2番目が第二公費となる。第一公費を公費負担番号①欄、第二公費を公費負担番号②欄に調剤券等に記載されている番号を転記。

例）公費負担番号（8桁）内訳：12345678の場合
　　12（法別番号）34（都道府県番号）567（実施機関番号）
　　8（検証番号）

記号、番号の間に「・」又は「-」を入れるか上段に記号、下段に番号を記載。

例）123456（記号）・789（番号）　　　123456（記号）
　　　　　　　　　　　　　　　　　　　　789（番号）

9　「公費受給者番号①」欄と「公費受給者番号②」欄

調剤券等に記載されている公費受給者番号（7桁）を転記。2種の公費を併用する場合は公費負担医療の受給者番号①欄に第一公費の受給者番号、公費負担医療の受給者番号②欄に2番目の公費の受給者番号を記載。

例）公費受給者番号（7桁）内訳：1234567の場合
　　123456（受給者区分）7（検証番号）

10　「氏名」欄

患者様の姓名を記載。性別、元号を○で囲む。

11　「職務上の事由」欄

この欄は船員保険の被保険者で該当する場合に使用。

12　「特記事項」欄

限度額適用認定証を提示された場合等該当する時は記載（後述）。

13　「保険薬局の所在地及び名称」欄

・保険薬局の所在地、名称、電話番号を記載。
・麻薬を調剤した場合は、麻薬小売業の免許番号を上記の下に「麻：○○○○○○○○○○」と記載。

例）東京都目黒区中目黒1-1-1
ハート薬局
03-1111-1111
麻：123456789号

14　「保険医療機関の所在地及び名称」欄・「都道府県番号」欄・「点数表番号」欄・「医療機関コード」欄

・処方せんを交付した保険医（処方医）が診療に従事している保険医療機関（病院や診療所の事）の所在地、名称を記載。
・都道府県番号を記載（保険証の都道府県番号と同じ）
・点数表番号を記載（医科＝1　歯科＝3　調剤＝4）
・医療機関コードを記載

※「外来服薬支援料」「退院時共同指導料」に係るレセプトについては記載しない。

15　保険医氏名欄

処方せんを交付した医師、歯科医師の姓名を記載。

同一保険医療機関で同じ患者様に対して異なる医師（歯科医師）が処方せんを発行した場合は「保険医氏名」欄の1から順番に記載していく。10人を超えた場合は摘要欄に11以降の番号を付け氏名を記載する。

※「外来服薬支援料」、「退院時共同指導料」に係るレセプトについては記載しない。

16　「受付回数」欄

ア「保険」、「公費①」及び「公費②」の項に、それぞれ医療保険（健康保険、国民健康保険、退職者医療及び後期高齢者医療をいう。以下同じ。）、第１公費及び第２公費に係る処方箋の受付回数を記載すること。

なお、公費負担医療のみの場合の第１公費の処方箋の受付回数は、「公費①」の項に記載すること。 ただし、第１公費に係る処方箋の受付回数が医療保険に係るものと同じ場合は、第１公費に係る処方箋の受付回数を省略しても差し支えないこと。また、第２公費がある場合において、当該第２公費に係る処方箋の受付回数が第１公費に係る処方箋の受付回数と同じ場合は、第２公費に係る処方箋の受付回数の記載を省略しても差し支えないこと。

イ　同一の保険医療機関で一連の診療に基づいて同一の患者に交付された処方箋を同一日に受け付けた場合は、複数診療科に係るものであっても枚数にかかわらず受付回数は１回となること。ただし、歯科診療に係る処方箋とそれ以外の処方箋についてはこの限りでない。また、長期投薬又は後発医薬品に係る分割調剤に係る調剤基本料を算定する調剤、医師の指示による分割調剤に係る自局での初回以外の調剤並びに服薬情報等提供、在宅患者訪問薬剤管理指導、在宅患者緊急訪問薬剤管理指導、在宅患者緊急時等共同指導、服用薬剤調整支援料、外来服薬支援及び退院時共同指導は、受付回数としては計上しないこと。

ステップ３▶処方内容部分の記載方法

17「医師番号」欄

当該処方箋を発行した医師又は歯科医師の「保険医氏名」欄の該当番号を記載すること。ただし、処方箋を発行した医師又は歯科医師が１枚の明細書において１名の場合は、番号の記載を省略しても差し支えないこと。

18「処方月日」欄

処方箋が交付された月日を記載すること。

19「調剤月日」欄

保険薬剤師が調剤した月日を記載すること。なお、「処方月日」欄の月と調剤した月とが同一の場合は、月の記載を省略しても差し支えないこと。

20「処方」欄

ア　所定単位（内服薬（浸煎薬及び湯薬を除く。以下同じ）にあっては、１剤１日分、湯薬にあっては内服薬に準じ１調剤ごとに１日分、内服用滴剤、屯服薬、浸煎薬、注射薬及び外用薬にあっては１

調剤分）ごとに調剤した医薬品名、用量（内服薬及び湯薬については、１日用量、内服用滴剤、注射薬及び外用薬（ただし、湿布薬を除く。）については、投薬全量、屯服薬については１回用量及び投薬全量）、剤形及び用法（注射薬及び外用薬については、省略して差し支えない。）を記載し、次の行との間を線で区切ること。なお、浸煎薬の用量については、投薬全量を記載し、投薬日数についても併せて記載すること。また、湿布薬の用量については、湿布薬の枚数としての投薬全量を記載するとともに、湿布薬の枚数としての１日用量又は投与日数を併せて記載すること。ただし、服用時点が同一であっても投薬日数が異なる内服薬に係る調剤及び同一の保険医療機関で一連の診療に基づいて同一の患者に対して交付され、受付回数１回とされた異なる保険医の発行する処方箋に係る調剤については、それぞれ別の欄（線により区切られた部分をいう。以下同じ。）に記載すること。

イ　異なる調剤日に調剤を行った場合又は同一処方を異なった医師が発行した場合であっても、調剤数量以外の処方内容が同一である場合には１欄の記載のみで差し支えないこと。

ウ　医薬品名は原則として調剤した薬剤の名称、剤形及び含量を記載すること。

エ　剤形は「内服」、「内滴」、「屯服」、「浸煎」、「湯」、「注射」、「外用」と記載すること。

オ　医事会計システムの電算化が行われていないものとして地方厚生（支）局長に届け出た保険薬局については、所定単位当たりの薬剤料が175円以下の場合は医薬品名、規格、用量の記載を省略しても差し支えないが、剤形及び用法は記載すること。なお、次の場合は医薬品名、規格、用量、剤形、用法を記載するものであること。

（ア）嚥下困難者用製剤加算、一包化加算、自家製剤加算（予製剤による場合を含む。以下同じ。）、麻薬・向精神薬・覚醒剤原料・毒薬加算及び計量混合調剤加算（予製剤による場合を含む。以下同じ。）を算定した場合

（イ）同一処方箋により、２以上の医薬品を用いて内服薬を調剤した場合であって、別剤として調剤料を算定した場合

カ　特定保険医療材料（自己注射に用いる自己注射用ディスポーザブル注射器（針を含む。）、万年筆型注入器用注射針及び「特定保

険医療材料及びその材料価格（材料価格基準）」（平成 20 年３月厚生労働省告示第 61 号）の別表のⅠに規定されている特定保険医療材料）を支給した場合は、他の処方とは別の欄に名称及びセット数等を記載すること。この場合、剤形は「材料」とすること。また、支給月日は「調剤月日」欄に、支給回数は「調剤数量」欄に、単位材料料は「単位薬剤料」欄に、材料料は「薬剤料」欄にそれぞれ記載すること。

キ　同一明細書の同一「処方」欄において、医療保険と公費負担医療の支給薬剤が異なる場合は、当該「処方」欄の公費負担医療に係る分にアンダーラインを付すこと。

ク　電子計算機の場合は、カタカナで記載しても差し支えないこと。

ケ　厚生労働大臣の定める評価療養、患者申出療養及び選定療養第１条第４号又は第６号に係る医薬品を投与した場合は、Ⅱの第３の２の(20)のカの(ウ)の例により「薬評」と記載し、当該医薬品名を他の医薬品と区別して記載すること。

21 「単位薬剤料」欄

「処方」欄の１単位（内服薬にあっては１剤１日分、湯薬にあっては内服薬に準じ１調剤ごとに１日分、内服用滴剤、屯服薬、浸煎薬、注射薬及び外用薬にあっては１調剤分）当たりの薬剤料を記載すること。なお、医療保険と公費負担医療の支給薬剤が異なる場合は、行を改めて公費負担医療に係る薬剤料を記載し、当該薬剤料にアンダーラインを付すか、又はその左側に「＊」を付すこと。

22 「調剤数量」欄

ア「処方」欄記載の処方内容に係る調剤の単位数（内服薬及び湯薬にあっては投薬日数、内服用滴剤、浸煎薬、屯服薬、注射薬及び外用薬にあっては調剤回数）を調剤月日ごとに記載すること。

イ　分割調剤の場合は以下によること。

(ア) 長期投薬に係る分割調剤を同一保険薬局において行う場合には、単位数に 分 の記号を付すこと。なお、電子計算機の場合は、分 に代えて「B」と記載することも差し支えないものであること。

(イ) 後発医薬品に係る分割調剤を同一保険薬局において行う場合には、単位数に 試 の記号を付すこと。なお、電子計算機の場合は、試 に代えて「T」と記載することも差し支えないものであること。

(ウ) 医師の分割指示に係る分割調剤を行う場合は、単位数及び医の記号を付した総単位数を記載すること。なお、電子計算機の場合は、医に代えて「D」と記載することも差し支えないものであること。

23 「薬剤調製料・調剤管理料」欄

「処方」欄に掲げる調剤を行った際の調剤数量に応じた薬剤調製料・調剤管理料の点数を記載すること。ただし、調剤料が算定できない場合又は医師の指示による分割調剤の場合は、「0」を記載すること。なお、内服薬及び湯薬について、長期投薬又は後発医薬品に係る分割調剤を同一薬局において行う場合には、第1回目の調剤から通算した日数に対応する薬剤調製料・調剤管理料から前回までに請求した薬剤調製料・調剤管理料の点数を減じた点数を記載すること。

24 「薬剤料」欄

「処方」欄の所定単位当たりの薬剤料に調剤数量を乗じて得た点数を記載すること。

25 「加算料」、28「調剤基本料」、29「時間外等加算」、30「薬学管理料」欄

ア 通則

各欄又は「摘要」欄への調剤行為等の名称（以下この項において単に「名称」という。）、回数及び点数の記載方法は、次のイからオまでのとおりであること。また、名称、回数及び点数 以外の「摘要」欄に記載する事項等は、別表Ⅰ「調剤報酬明細書の「摘要」欄への記載事項等一覧」のとおりであること。なお、電子レセプトによる請求の場合、別表Ⅰの「レセプト電算処理システム用コード」欄にコードが記載された項目については、平成30年10月調剤分以降、「電子情報処理組織の使用による費用の請求に関して厚生労働大臣が定める事項及び方式並びに光ディスク等を用いた費用の請求に関して厚生労働大臣が定める事項、方式及び規格」に基づき、該当するコードを選択すること。書面による請求を行う場合においては、名称について、別表Ⅱ「調剤行為名称等の略号一覧」に示す略号を使用して差し支えないこと。

イ 「加算料」欄

(ア) 麻薬･向精神薬･覚醒剤原料･毒薬加算、時間外加算、休日加算、深夜加算、時間外加算の特例、自家製剤加算、計量混合調剤加算、外来服薬支援料2、予製剤加算又は無菌製剤処理加算を算定した

場合は、当該名称を記載して加算点数（無菌製剤処理加算においては加算点数に日数を乗じた点数）の合計点数（ただし、医師の指示による分割調剤にあっては「0」）を記載すること。ただし、同一の保険医療機関で一連の診療に基づいて同一の患者に対して交付され、受付回数1回とされた異なる保険医の発行する処方箋に係る調剤については、同一調剤であっても、それぞれ別の「処方」欄に記載することとされているが、これに該当する場合であっても、これらの加算はどちらか1欄にのみ記載すること。

(ウ) 調剤基本料に対応する加算点数、夜間・休日等加算及び在宅患者調剤加算に係る点数については本欄には記載しないこと。

(エ) 電子計算機の場合は、麻等の□を省略して記載しても差し支えないこと。以下、麻等の略号を使用する場合について同様であること。

(オ) 1行で記載できない場合は、同欄において行を改めて記載しても差し支えないこと。

ウ「調剤基本料」欄

(ア) 医師の指示による分割調剤の場合を除き、「保険」、「公費①」及び「公費②」の項に、それぞれ医療保険、第1公費及び第2公費に係る調剤基本料（地域支援体制加算の施設基準の届出を行った場合等にあっては、調剤基本料に地域支援体制加算（1～4のうち該当するもの）、連携強化加算、後発医薬品調剤体制加算（1～3のうち該当するもの）、在宅薬学総合体制加算（1もしくは2）、医療DX推進体制整備加算又は区分番号00の注3若しくは注6を適用して算出した点数。）に処方箋受付回数を乗じた点数、長期投薬又は後発医薬品に係る分割調剤を行った場合は算定可能な分割調剤の回数に5点を乗じた点数を合算した点数を記載すること。また、記載した点数の上部に該当する調剤基本料及びその加算等について、名称を記載すること。なお、「公費①」及び「公費②」の項の記載については、(28)のウを参照すること。

(イ) 本欄に記載しきれない場合は、「摘要」欄に算定する調剤基本料及びその加算等の名称及び回数を記載しても差し支えないが、合計点数は「調剤基本料」欄に記載すること。

エ「時間外等加算」欄

(ア) 調剤基本料に係る時間外加算、休日加算、深夜加算若しくは時間外加算の特例又は調剤料に係る夜間・休日等加算（かかりつけ薬剤師包括管理料を基礎額とする場合を含む。）を算定した場合（ただし、医師の指示による分割調剤の場合を除く。）は、名称を「保険」の項の上欄に記載すること。

（イ）医師の指示による分割調剤の場合を除き、「保険」の項の下欄、「公費①」及び「公費②」の項に、それぞれ医療保険、第１公費及び第２公費に係る時間外等の加算点数を記載すること。なお、「公費①」及び「公費②」の項の記載については、(28)のウを参照すること。

オ 「薬学管理料」欄

（ア）医師の指示による分割調剤の場合を除き、「保険」の項の上欄には、算定した薬学管理料(薬学管理料の加算を含む。以下同じ。)の名称と回数を下記により記載すること。

①薬剤服用歴管理指導料を算定した場合は該当する名称を記載してその回数を記載すること。また、麻薬管理指導加算、重複投薬・相互作用等防止加算、特定薬剤管理指導加算又は乳幼児服薬指導加算を算定した場合は、薬剤服用歴管理指導料の回数の次にそれぞれ名称及び回数を記載すること。

②かかりつけ薬剤師指導料を算定した場合は、名称及びその回数を記載すること。また、麻薬管理指導加算、重複投薬・相互作用等防止加算、特定薬剤管理指導加算又は乳幼児服薬指導加算を算定した場合は、かかりつけ薬剤師指導料の回数の次に、それぞれ名称及び回数を記載すること。

③かかりつけ薬剤師包括管理料を算定した場合は、名称及びその回数を記載すること。

④外来服薬支援料を算定した場合は、名称及びその回数を記載すること。

⑤服用薬剤調整支援料を算定した場合は、名称及びその回数を記載すること。

⑥調剤後薬剤管理指導料を算定した場合は、名称及びその回数を記載すること。

⑦在宅患者訪問薬剤管理指導料の「１」、「２」、「３」又は「４」を算定した場合は、名称及びその回数を記載すること。また、麻薬管理指導加算又は乳幼児加算を算定した場合は、在宅患

者訪問薬剤管理指導料の回数の次に併せてそれぞれ名称及び回数を記載すること。

⑧在宅患者緊急訪問薬剤管理指導料を算定した場合は、名称及びその回数を記載すること。また、麻薬管理指導加算又は乳幼児加算を算定した場合は、併せてそれぞれ名称及び回数を記載すること。

⑨在宅患者緊急時等共同指導料を算定した場合は、名称及びその回数を記載すること。また、麻薬管理指導加算又は乳幼児加算を算定した場合は、併せてそれぞれ名称及び回数を記載すること。

⑩退院時共同指導料を算定した場合は、名称及びその回数を記載すること。

⑪服薬情報等提供料１又は服薬情報提供料２を算定した場合は、該当する名称及びその回数を記載すること。

⑫在宅患者重複投薬・相互作用等防止管理料を算定した場合は、名称及びその回数を記載すること。

(イ) 医師の指示による分割調剤の場合を除き、「保険」の項の下欄、「公費①」及び「公費②」の項に、それぞれ医療保険、第１公費及び第２公費に係る薬学管理料の合計点数を記載すること。なお、「公費①」及び「公費②」の項の記載については、(28) のウを参照すること。

(ウ) 本欄に記載しきれない場合は、「摘要」欄に算定する薬学管理料又は加算の名称及び回数を記載しても差し支えないが、合計点数は「薬学管理料」欄に記載すること。

26　「公費分点数」欄

ア　「公費分点数」欄には、併用する公費負担医療に係る調剤報酬点数を記載することとするが、調剤報酬点数が「薬剤調製料・調剤管理料」欄から「加算料」欄まで並びに「調剤基本料」欄、「時間外等加算」欄及び「薬学管理料」欄のすべてに係る調剤報酬点数と同じ場合は省略しても差し支えないこと。

イ　医療保険と併用される公費負担医療において、医療保険単独の処方の場合は「公費分点数」欄には、「０」と記載すること。なお、公費負担医療の併用の場合も同様とすること。

ウ「薬剤調製料・調剤管理料」欄から「加算料」欄まで並びに「調剤

基本料」欄「時間外等加算」欄及び「薬学管理料」欄のすべてに係る調剤報酬点数と異なる公費負担医療が２種以上あるときは、「公費分点数」欄を縦に区分し、左から順次「第１公費」、「第２公費」の順で当該公費に係る調剤報酬点数を記載すること。

なお、「調剤料」欄から「加算料」欄まで並びに「調剤基本料」欄、「時間外等加算」欄及び「薬学管理料」欄のすべてに係る調剤報酬点数と同じ調剤報酬点数の公費負担医療がある場合は、縦に区分すること及び調剤報酬点数を記載することを省略しても差し支えないこと。

エ　「70歳代前半の被保険者等に係る一部負担金等の軽減特例措置実施要綱」の規定により、一部負担金等の一部に相当する額について国が特例的に支払うものについては、公費でないものとみなして記載すること。

27　「摘要」欄

ア　介護保険に相当するサービスを行った場合に、当該患者が要介護者又は要支援者である場合には、「摘要」欄に介の記号を付して居宅療養管理指導費及び介護予防居宅療養管理指導費の合計算定回数を記載すること。

イ　その他請求内容について特記する必要があればその事項を記載すること。

ウ　「摘要」欄に記載しきれない場合においては、「処方」欄下部の余白部分に必要事項を記載しても差し支えないこと。

28　「請求」欄及び「一部負担金額」欄

ア　「請求」欄には、「保険」、「公費①」及び「公費②」の項に、それぞれ医療保険、第１公費及び第２公費に係る合計点数（分割調剤に係るものについては当該分割調剤の分割調剤技術料、薬剤料及び特定保険医療材料料の合計点数を、それ以外については「調剤報酬点数」欄、「調剤基本料」欄、「時間外等加算」欄及び「薬学管理料」欄の合計点数を計算し、それぞれ合算したものをいう。(30) において同じ。）を記載すること。なお、公費負担医療のみの場合の第１公費の合計点数は、「公費①」の項に記載すること。

ただし、第１公費に係る合計点数が医療保険に係るものと同じ場合は、第１公費に係る合計点数の記載を省略しても差し支えないこと。

また、第２公費がある場合において、当該第２公費に係る合計点数が第１公費に係る合計点数と同じ場合は、第２公費に係る合計点数の記載を省略しても差し支えないこと。

イ　医療保険（高齢受給者及び高齢受給者以外であって限度額適用認定証若しくは限度額適用・標準負担額減額認定証又は特定医療費受給者証、特定疾患医療受給者証若しくは小児慢性特定疾病医療受給者証（特定医療費受給者証、特定疾患医療受給者証及び小児慢性特定疾病医療受給者証にあっては、適用区分に所得区分の記載があるものに限る。）の提示があった者で高額療養費が現物給付された者に係るものを除く。）に係る「一部負担金額」の項については、以下によること。健康保険、国民健康保険及び退職者医療の場合は、患者の負担金額が「割」の単位で減額される場合には、減額割合を記載して「割」の字句を○で囲み、「円」単位で減額される場合には、減額される金額を記載して「円」の字句を○で囲むこと。また、負担額が免除される場合は「免除」の字句を○で囲み、支払が猶予される場合は「支 払猶予」の字句を○で囲むこと。

ウ　医療保険（高齢受給者及び高齢受給者以外であって限度額適用認定証若しくは限度額適用・標準負担額減額認定証又は特定医療費受給者証、特定疾患医療受給者証若しくは小児慢性特定疾病医療受給者証（特定医療費受給者証、特定疾患医療受給者証及び小児慢性特定疾病医療受給者証にあっては、適用区分に所得区分の記載があるものに限る。）の提示があった者で高額療養費が現物給付された者に係るものに限る。）及び後期高齢者医療に係る「一部負担金額」の項については、以下によること。

(ア) 高額療養費が現物給付された者に限り記載することとし、支払いを受けた一部負担金の額を記載すること。なお、この場合において、一部負担金相当額の一部を公費負担医療が給付するときは、公費負担医療に係る給付対象額を「一部負担金額」の項の「保険」の項の上段に（ ）で再掲するものとし、「一部負担金額」の項には、支払いを受けた一部負担金と公費負担医療が給付する額とを合算した金額を記載すること。

(イ) 健康保険法施行令第43条第１項並びに同条第５項、国民健康保険法施行令（昭和33年政令第362号）第29条の４第１項並びに同条第３項又は高齢者医療確保法施行令（昭和57年政令第293号）第16条第１項並びに同条第３項の規定が適用される者の場合は、これらの規定により算定した額（この額に１円未満の端数がある場合において、その端数金額が50銭未満であるときは、これを切り捨て、その端数金額が50銭以上であるときは、これを切り上げた額）を記載すること。

(ウ)健康保険法施行令第43条第１項第２号ニ、国民健康保険法施行令第29条の４第１項第３号ニに掲げる者又は高齢者医療確保法施行令第16条第１項第１号ニに掲げる者の場合は、高額療養費が現物給付された者に限り、「摘要」欄に、「低所得Ⅰ」と記載すること。

(エ)健康保険法施行令第43条第１項第２号ハに掲げる者、国民健康保険法施行令第29条の４第１項第３号ハに掲げる者又は高齢者医療確保法施行令第16条第１項第１号ハに掲げる者の場合は、高額療養費が現物給付された者に限り、「摘要」欄に、「低所得Ⅱ」と記載すること。

(オ)健康保険、国民健康保険及び退職者医療の場合は、患者の負担金額が「割」の単位で減額される場合には、減額割合を記載して「割」の字句を○で囲み、「円」単位で減額される場合には、減額後の一部負担金の金額を記載して「円」の字句を○で囲むこと。また、負担額が免除される場合は「免除」の字句を○で囲み、支払が猶予される場合は「支払猶予」の字句を○で囲むこと。

(カ)後期高齢者医療の場合で、高齢者医療確保法第69条第１項の規定に基づき広域連合長から一部負担金の減額を受けた者の場合は、「割」の単位で減額される場合には、減額割合を記載して「割」の字句を○で囲み、「円」単位で減額される場合は、減額後の一部負担金の金額を記載して「円」を○で囲むこと。また、負担額が免除される場合は「免除」の字句を○で囲み、支払いが猶予される場合は「支払猶予」の字句を○で囲むこと。

エ「公費①」及び「公費②」の項には、それぞれ第１公費及び第２公費に係る調剤券等に記入されている公費負担医療に係る患者の負担額（一部負担金の額が医療券等に記載されている公費負担医療に係る患者の負担額を下回る場合で、「一部負担金額」の項に金額を記載するものの場合はウの(ア)により記載した額を、金額の記載を要しないものの場合は10円未満の端数を四捨五入する前の一部負担金の額）を記載すること。なお、後期高齢者医療又は医療保険（高齢受給者に係るものに限る。）と感染症法による結核患者の適正医療との併用の場合（高額療養費が現物給付された場合に限る。）及び医療保険（高齢受給者以外であって限度額適用認定証又は限度額適用・標準負担額減額認定証の提示があった者で高額療養費が現物給付された者に係るものに限る。）と感染症法との併用の場合には、一部負担金から同負担金のうち当該公費負担医療が給付する額を控除した額（即ち、窓口で徴収した額）を記載すること。

また、障害者総合支援法による精神通院医療、更生医療、育成医療、療養介護医療及び基準該当療養介護医療、児童福祉法による小児慢性特定疾病医療支援、肢体不自由児通所医療及び障害児入所医療並びに難病法による特定医療に係る患者の負担額については、10円未満の端数を四捨五入する前の一部負担金の額を記載し、後期高齢者医療又は医療保険（高齢受給者に係るものに限る。）と障害者総合支援法による精神通院医療、更生医療、育成医療、療養介護医療及び基準該当療養介護医療、児童福祉法による肢体不自由児通所医療及び障害児入所医療並びに難病法による特定医療との併用（高額療養費が現物給付された場合に限る。）の場合に10円未満の端数を四捨五入した後の一部負担金の額を記載すること。ただし、後期高齢者医療又は医療保険（高齢受給者に係るものに限る。）と感染症法による結核患者の適正医療との併用の場合（高額療養費が現物給付された場合を除く。）及び医療保険（高齢受給者以外であって限度額適用認定証又は限度額適用・標準負担額減額認定証の提示があった者で高額療養費が現物給付化された者に係るものを除く。）と感染症法との併用の場合には、当該公費に係る患者負担額は「公費①」及び「公費②」の項には記載することを要しないこと。高齢受給者の一般所得者及び低所得者であって、難病法による特定医療又は肝炎治療特別促進事業に係る公費負担医療受給者については、医療券に記載されている公費負担医療に係る患者の負担額を記載すること。ただし、当該公費負担医療の給付対象額の２割相当の額が、当該医療券に記載されている公費負担医療に係る患者の負担額を下回る場合は、当該２割相当の額(「一部負担金額」の項に金額を記載するものの場合は、10円未満の端数を四捨五入した後の額を、金額の記載を要しないものの場合は、10円未満の端数を四捨五入する前の額。)を「一 部負担金額」の項に記載すること。

●その他

ア　高額長期疾病に係る特定疾病療養受療証を提出した患者の負担額が、健康保険法施行令第 42 条第９項第１号又は同項第２号に規定する金額を超えた場合にあっては、「特記事項」欄に、それぞれ「長」又は「長２」と記載すること。ただし、患者が特定疾病療養受療証の提出を行った際に、既に健康保険法施行令第 42 条第６ 項第１号又は同項第２号に規定する金額を超えて受領している場合であって、現物給付化することが困難な場合を除くこと。

イ　特例的に、生活保護法、感染症法による結核患者の適正医療及び障害者総合支援法の３種の公費負担医療の併用の場合があるが、この場合にあっては、法別番号等によらず、次の記載要領によること。

(ア)生活保護法に係る公費負担者番号は「保険者番号」欄に、公費負担医療の受給者番号は「被保険者証・被保険者手帳等の記号・番号」欄に記載し、感染症法による結核患者の適正医療に係る分は「公費負担者番号①」欄に、障害者総合支援法に係る分は「公費負担者番号②」欄に記載すること。

(イ)「職務上の事由」欄は記載しないこと。

(ウ)生活保護法に係る処方箋受付回数は「受付回数」欄の「保険」の項に記載し、感染症法による結核患者の適正医療に係る分は「受付回数」欄の「公費①」の項に、障害者総合支援法に係る分は「受付回数」欄の「公費②」の項に記載すること。

(エ)生活保護法に係る調剤基本料は「調剤基本料」欄の「保険」の項に記載し、感染症法による結核患者の適正医療に係る分は「調剤基本料」欄の「公費①」の項に、障害者総合支援法に係る分は「調剤基本料」欄の「公費②」の項に記載すること。

(オ)生活保護法に係る調剤基本料の時間外等加算は「時間外等加算」欄の「保険」の項に記載し、感染症法による結核患者の適正医療に係る分は「時間外等加算」欄の「公費①」の項に、障害者総合支援法に係る分は「時間外等加算」欄の「公費②」の項に記載すること。

(カ)生活保護法に係る薬学管理料は「薬学管理料」欄の「保険」の項に記載し、感染症法による結核患者の適正医療に係る分は「薬学管理料」欄の「公費①」の項に、障害者総合支援法に係る分は「薬学管理料」欄の「公費②」の項に記載すること。

(キ)「医師番号」欄から「加算料」欄までの該当欄には、生活保護法に係る医師番号等を記載すること。

(ク)「公費分点数」欄は縦に２区分し、左欄に感染症法による結核患者の適正医療、右欄に障害者総合支援法に係る調剤報酬点数を記載することとするが、生活保護法に係る調剤報酬点数と同じものがある場合は、縦に２区分すること及び当該調剤報酬点数を記載することを省略しても差し支えないこと。

(ケ)生活保護法に係る合計点数は「請求」欄の「保険」の項に、感染症法による結核患者の適正医療に係る合計点数は「請求」欄の「公費①」の項に、障害者総合支援法に係る合計点数は「請求」欄の「公費②」の項に記載すること。

ウ　厚生労働大臣の定める評価療養、患者申出療養及び選定療養第１条第５号又は第７号に規定する医療機器を使用又は支給した場合は、Ⅱの第３の２の(26)のケの例により「摘要」欄に「器評」と記載し、当該医療機器名を他の特定保険医療材料と区別して記載すること。また、厚生労働大臣の定める評価療養、患者申出療養及び選定療養第１条第５号に規定する体外診断用医薬品を使用又は支給した場合は、Ⅱの第３の２の(26)のケの例により「摘要」欄に「体評」と記載し、当該体外診断用医薬品名を他の調剤報酬請求項目と区別して記載すること。

エ　70歳以上で「標準報酬月額28万円以上（国民健康保険及び後期高齢者医療にあっては課税所得145万円以上）の世帯」の特定医療費受給者証又は特定疾患医療受給者証（適用区分がⅣであるもの）が提示された場合には、「特記事項」欄に「上位」と記載すること。

オ　70歳以上で「標準報酬月額26万円以下（国民健康保険及び後期高齢者医療にあっては課税所得145万円未満）の世帯」の特定医療費受給者証又は特定疾患医療受給者証（適用区分がⅢであるもの）が提示された場合には、「特記事項」欄に「一般」と記載すること。

カ　70歳以上で「低所得者の世帯」の特定医療費受給者証又は特定疾患医療受給者証（適用区分がⅠ又はⅡであるもの）が提示された場合には、「特記事項」欄に「低所」と記載すること。

キ　特例措置対象被保険者等が、今回の特例措置にかかわらず、「70

歳代前半の被保険者等に係る一部負担金等の軽減特例措置実施要綱」の第2の2(4)に規定する一部負担金等の一部に相当する額を自ら支払った場合又は第三者行為により特例措置の対象とならない場合には、「特記事項」欄に「二割」と記載すること。

ク　自己負担限度額特例対象被扶養者等の場合には、「特記事項」欄に「高半」と記載すること。

ケ　高齢者医療確保法第50条第2号に該当する者（65歳から75歳未満の者であって、後期高齢者医療広域連合の障害認定を受けた者）が75歳に到達した月に療養を受けた場合（自己負担限度額が2分の1とならない場合）には、「摘要」欄に障害と記載すること。

コ　厚生労働大臣の定める評価療養、患者申出療養及び選定療養第1条第5号の2又は第7号の2に規定する再生医療等製品を使用又は支給した場合は、「摘要」欄に「加評」と記載し、当該再生医療等製品名を他の再生医療等製品と区別して記載すること。

サ　70歳未満の場合であって、「標準報酬月額83万円以上（国民健康保険及び退職者医療にあっては、旧ただし書き所得901万円超）の世帯」の限度額適用認定証（適用区分が（ア）であるもの）が提示された場合又は「標準報酬月額83万円以上（国民健康保険及び退職者医療にあっては、旧ただし書き所得901万円超）の世帯」の特定医療費受給者証、特定疾患医療受給者証若しくは小児慢性特定疾病医療受給者証（適用区分が（ア）であるもの）が提示された場合には、「特記事項」欄に「区ア」と記載すること。

シ　70歳未満の場合であって、「標準報酬月額53万～79万円（国民健康保険及び退職者医療にあっては、旧ただし書き所得600万円超～901万円以下）の世帯」の限度額適用認定証（適用区分が（イ）であるもの）が提示された場合又は「標準報酬月額53万～79万円（国民健康保険及び退職者医療にあっては、旧ただし書き所得600万円超～901万円以下）の世帯」の特定医療費受給者証、特定疾患医療受給者証若しくは小児慢性特定疾病医療受給者証（適用区分が（イ）であるもの）が提示された場合には、「特記事項」欄に「区イ」と記載すること。

ス　70歳未満の場合であって、「標準報酬月額28万～50万円（国民健康保険及び退職者医療にあっては、旧ただし書き所得210万円超～600万円以下）の世帯」の限度額適用認定証（適用区分が（ウ）

であるもの）が提示された場合又は「標準報酬月額28万～50万円（国民健康保険及び退職者医療にあっては、旧ただし書き所得210万円超～600万円以下）の世帯」の特定医療費受給者証、特定疾患医療受給者証若しくは小児慢性特定疾病医療受給者証（適用区分が（ウ）であるもの）が提示された場合には、「特記事項」欄に「区ウ」と記載すること。

セ　70歳未満の場合であって、「標準報酬月額26万円以下（国民健康保険及び退職者医療にあっては、旧ただし書き所得210万円以下）の世帯」の限度額適用認定証（適用区分が（エ）であるもの）が提示された場合又は「標準報酬月額26万円以下（国民健康保険及び退職者医療にあっては、旧ただし書き所得210万円以下）の世帯」の特定医療費受給者証、特定疾患医療受給者証若しくは小児慢性特定疾病医療受給者証（適用区分が（エ）であるもの）が提示された場合には、「特記事項」欄に「区エ」と記載すること。

ソ　70歳未満の場合であって、「低所得者の世帯」の限度額適用認定証若しくは限度額適用・標準負担額減額認定証（適用区分が（オ）であるもの）が提示された場合又は「低所得者の世帯」の特定医療費受給者証、特定疾患医療受給者証若しくは小児慢性特定疾病医療受給者証（適用区分が（オ）であるもの）が提示された場合には、「特記事項」欄に「区オ」と記載すること。

タ　医師の分割指示に係る分割調剤を行った場合は、「医師番号」欄、「処方月日」欄及び「調剤月日」欄に当該分割調剤に係る医師番号、処方月日及び調剤月日を記載すること。また、「処方」欄に指示された分割回数及び当該分割調剤が何回目の分割調剤に相当するかを記載するほか、当該分割調剤における調剤基本料及びその加算等の名称及び点数、調剤料及びその加算の名称及び点数、薬学管理料及びその加算の名称及び点数を記載するとともに、分割調剤技術料（当該分割調剤における調剤基本料及びその加算等、調剤料及びその加算並びに薬学管理料の点数を合算し、当該合算点数を分割指示回数で除し、小数点以下第一位を四捨五入して得た点数をいう。）を併せて記載すること。

レセプトを作成してみよう

◎作成手順1　まず最初に処方せんの調剤録を作る

処方箋

（この処方箋は、どの薬局でも有効です。）

公費負担者番号		保険者番号	1 4 0 1 4 5
公費負担医療の受給者番号		被保険者証・被保険者手帳の記号・番号	1432167・89

患者	氏名	松尾　竜彦　殿	保険医療機関の所在地及び名称	横浜市中区関内1-1-1 中山国際クリニック
	生年月日	明・大・昭・平 44年 8月 8日 男・女	電話番号	
			保険医氏名	中山　公正
	区分	被保険者 / 被扶養者	都道府県番号 1 4 / 点数表番号 1 / 医療機関コード 1 4 0 0 0 0 5	

交付年月日	令和 6年 4月13日	処方箋の使用期間	令和　年　月　日 （特に記載のある場合を除き、交付の日を含めて4日以内に保険薬局に提出すること。）

処方

変更不可　（個々の処方薬について、後発医薬品（ジェネリック医薬品）への変更に差し支えがあると判断した場合には、「変更不可」欄に「✓」又は「×」を記載し、「保険医署名」欄に署名又は記名・押印すること。）

Rp ①セフゾンカプセル100mg　3C　1日3回　毎食後　5日分
②プレタールOD錠100mg　2T　1日2回　朝･夕食後　14日分
③ロキソニン錠60mg　1T　38.5℃以上 1回1T　5回分(服用後6h以上あける)

セフゾンカプセル100mg	100mg	1C	59.7円	セフェム系製剤
ロキソニン錠60mg	60mg	1T	10.10円	鎮痛･抗炎症･解熱剤
プレタールOD錠100mg	100mg	1T	34.40円	血液凝固阻止剤

備考

保険医署名（「変更不可」欄に「✓」又は「×」を記載した場合は、署名又は記名・押印すること。）

保険薬局が調剤時に残薬を確認した場合の対応(特に指示がある場合は「レ」又は「×」を記載すること。)
□保険医療機関へ疑義照会した上で調剤　□保険医療機関へ情報提供

調剤済年月日	令和6年4月13日	公費負担者番号	
保険薬局の所在地及び名称 保険薬剤師氏名	印	公費負担医療の受給者番号	

薬局で記載のこと

	薬剤料	調剤数量	薬剤料計	薬剤調製料	調剤管理料	加算	小計	調剤基本料	薬学管理料
薬局記載事項									
								合計点数	患者負担金

レセプトを作成するためにはまず処方せんにある調剤録を作成します。

●処方せんにある調剤録の①～⑩を計算して、作ってみよう

薬局記載事項	薬剤料	調剤数量	薬剤料計	薬剤調製料	調剤管理料	加算	小計	調剤基本料	薬学管理料
	①	②	③	④	④	⑤	⑥	⑦	⑧
								合計点数	患者負担金
								⑨	⑩

この調剤録に必要事項を記入してからレセプトを作成します。

では次の処方せんの調剤録の①らか⑩までの欄を計算して、作成した調剤録を元にレセプトを作成してみましょう。

●薬局の設定条件

・調剤基本料1を算定する保険薬局

（指導内容はすべて薬剤服用歴に記載・必要事項はすべて手帳にも記載したものとします）

・薬剤服用歴管理指導料１を算定

・開局時間：月～土　9時～19時

　　　　　　　日　9時～14時（祝祭日休業）

・患者様の負担割合3割

・プレタールOD錠100mgは今回新たに処方、薬剤師による服薬指導あり。

①「薬剤料」を計算する

・セフゾンカプセル100mg（服用時点・服用回数が決まっているので内服薬）。

59.7円×3C＝179.1円（1日分の薬価）

五捨五超入の方法で換算式に当てはめると（円から点に換算する）

179.1円÷10＝17.91点⇒小数点以下が0.50を超えたので18点となる

18点＝①1段目に記入

・プレタールOD錠100mg(服用時点・服用回数が決まっているので内服薬)。

34.40円×２Ｔ＝68.8円（１日分の薬価）

・セフゾンカプセルとは服用時点・服用回数が異なるので別剤となるため別々に計算する。
　五捨五超入の方法で換算式に当てはめると（円から点に換算する）
　68.8円÷10＝6.88点⇒小数点以下が0.50を上まわるので10点となる。
　7点＝①の2段目に記入。
・ロキソニン錠60mg（38.5℃以上発熱という症状が出た時服用するので頓服薬）。
　10.10円×5回分＝50.5円（1調剤分）
　五捨五超入の方法で換算式に当てはめると（円から点に換算する）。
　50.5円÷10＝5.05点⇒小数点以下が0.50を上まわっていないので5点となる。
　5点＝①の3段目に記入。

②「調剤数」を記入（投与単位）

　内服薬は服用日数（回数）、頓服薬は調剤数を記入。
・セフゾンカプセル5日分＝5を②1段目に記入。
・プレタール14日分＝14を②の2段目に記入。
・ロキソニン1調剤＝1を②の3段目に記入。

③「薬剤料計」を出す（①×②）

・セフゾンカプセル18点×5日分＝90を③1段目に記入。
・プレタール7点×14日分＝98を③2段目に記入。
・ロキソニン5点×1調剤＝5を③3段目に記入。

④「薬剤調製料」と「調剤管理料」を計算する

　「薬剤調製料」を計算する。
・セフゾンカプセルは内服薬で5日分⇒24点を④薬剤調製料の１段目に記入。
・プレタールは内服薬で14日分⇒24点を④薬剤調製料の２段目に記入。
・ロキソニンは頓服薬なので受付1回につき21点を④薬剤調製料の3段目に記入。
「調剤管理料」を計算する。
・セフゾンカプセルは内服薬で５日分⇒４点を④調剤管理料の１段目に記入。
・プレタールは内服薬で14日分⇒28点を④調剤管理料の２段目に記入。
　調剤管理料１と調剤管理料２は同時に算定できないため（調剤管理料１が優先)、頓服薬であるロキソニンの調剤管理料は算定しない。

⑤「加算料」を記入する

・時間の加算や自家製剤加算等があった場合、加算点数のみを記載する。

⑥「小計」を計算する

　③+④薬剤調製料+④調剤管理料+⑤＝⑥小計

・セフゾンカプセル⇒90+24+4＝118を⑥の1段目に記入。

・プレタール⇒98+24+28＝150を⑥の2段目に記入。

・ロキソニン⇒5+21＝26を⑥の3段目に記入。

⑦「調剤基本料」を計算する

・調剤基本料1＝「基A」45点

・45点を⑦に記入。

⑧「薬学管理料」を計算する

・薬剤服用歴管理指導料１＝45点を１回算定。

・薬剤服用歴管理指導料の加算で特定薬剤管理指導加算１の対象となる血液凝固阻止剤（プレタール）が今回新たに処方されているので45点に10点を足します。

➡45点+10点＝55点を⑧に記入。

⑨「合計点数」を計算する

　⑥+⑦+⑧＝⑨

　⑥（セフゾンカプセル）118+（プレタール）150+（ロキソニン）26+⑦45+⑧55＝394

➡394を⑨に記入。

⑩「患者負担金」を出す

　⑨で出た数字は点なので患者様の負担額は円のため換算する

　394点×（1点）10円＝3940円

➡3940円に患者様の負担割合をかける（今回は3割）

　3940円×3割（0.3）＝1182円

　１円以下は四捨五入をするので、1180円が4/13の松尾さんの窓口支払い額です。

●完成した調剤録

	薬剤料	調剤数量	薬剤料計	薬剤調製料	調剤管理料	加算	小計	調剤基本料	薬学管理料
薬局記載事項	18	5	90	24	4		118	45	55
	7	14	98	24	28		150		
	5	1	5	21	0		26	合計点数	患者負担金
								394	1180

では次に、この調剤録をもとにレセプトを作成していきましょう

◎作成手順2　調剤録をもとにレセプトを作成してみよう

【レセプトの上書き部分の作成】

①調剤年月日を記載する

令和６年４月と記入。

②③都道府県番号・医療機関コードを記入（練習問題等では省略）

基本的には印刷されている。

④保険種別を記入する

保険種別1＝国保なので1社国の1に○をする。

保険種別2＝国保単独なので1に○。

本人・家族欄＝本人なので2本外に○。

⑤保険者番号を記入する

国保なので法別番号がないため、最初の２マスを空け140145と記入。

⑥給付割合を記入する

国保単独で70歳未満の本人なので7に○。

*社保は記載しない。

⑦被保険者証の記号・番号を記入する

1432167・89と記入。

*記号と番号の間は「・」「-」で区切ったり、上段に記号、下段に番号と2段で書く。

⑧⑨は公費ではないので記載しない

⑩患者様の氏名・性別・生年月日を記入する

松尾　竜彦、　1男、３昭に○をし性別元号を記入し、44.8.8と生年月日を記入する。

⑪今回は船員保険使用ではないので記載なし

⑫今回は特記事項に該当しないので記載なし

⑬保険薬局の所在地・名称を記載する

基本的には印刷されている（練習問題、例題等では省略）。

⑭処方せんを交付した保険医療機関の所在地、名称を記入する

横浜市中区関内1-1-1　中山国際クリニックと記入。

都道府県番号14、点数表番号1、医療機関コード1400005と記入。

⑮処方せんを交付した保険医氏名を記入する

中山公正と記入。

⑯処方せんの受付回数を記入する

今回は4/13に１回だけ受付けたので１と記入。

【処方内容部分等の作成】

⑰医師番号を記入する
⑮の番号を書くが1人だけの場合は省略可。
⑱処方月日を記入する
4　13と記入。
⑲調剤月日を記入する
4　13と記入。
●セフゾンカプセル100mgの場合
⑳処方欄を記入する
・剤形＝「内服」
・医薬品名・規格＝セフゾンカプセル100mg
・用量＝3C
・用法＝1日3回　毎食後
㉑単位薬剤料を記入する
調剤録・薬剤料18を転記。
㉒調剤数量を記入する
調剤録・調剤数量5を転記。
㉓調剤料を記入する
調剤録・薬剤調製料24を転記。その下に調剤録・薬剤管理料4を転記。
㉔薬剤料を記入する
調剤録・薬剤料計90を転記。
㉕加算料㉖公費分点数＝該当がないため記入なし
上記を記入し線で区切る。
●プレタール錠の場合
⑳処方欄を記入する
・「剤形」＝「内服」
・医薬品名・規格＝プレタールOD錠100mg
・用量＝2T
・用法＝1日2回　朝・夕食後
㉑単位薬剤料を記入する
調剤録・薬剤料7を転記。
㉒調剤数量を記入する
調剤録・調剤数量14を転記。
㉓調剤料を記入する
調剤録・薬剤調製料24を転記。その下に調剤録・薬剤管理料28を転記。
㉔薬剤料を記入する

調剤録・薬剤料計140を転記。
上記を記入し線で区切る。
加算料　公費分点数＝該当がないため記入なし
上記を記入し線で区切る。
㉕加算料㉖公費分点数＝該当がないため記入なし
上記を記入し線で区切る。

●ロキソニン錠60mgの場合

⑳処方欄を記入する
- 剤形＝「屯服」
- 医薬品・規格＝ロキソニン錠60mg
- 用量＝1T
- 用法＝1回1T　5回分　38.5℃以上時使用　服用後6 h あける

上記を記入し線で区切る
㉑単位薬剤料を記入する
調剤録・薬剤料5を転記。
㉒調剤数量を記入する
調剤録・調剤数量1を転記。
㉓薬剤調製料を記入する
調剤録・薬剤調製料21を転記。
㉔薬剤料を記入する
調剤録・薬剤料計5を転記する。
㉕加算料㉖公費分点数＝該当がないため記入なし
上記を記入し線で区切る。
㉗摘要欄記載事項がないので記入なし
㉘調剤基本料を記入する
調剤基本料1 [基A] 上段に書き、下段に調剤録・調剤基本料欄の42点を転記。
㉙時間の加算はないので記入なし
㉚薬学管理料を記入する
上段に薬剤服用歴管理指導料1の略号 [基A] と算定回数の1を書き横に薬剤服用歴管理指導料の加算である特定薬剤管理指導加算の略号 [特管Aイ] と算定回数の1を書く。
下段に調剤録・薬学管理料欄の55点を転記。
㉛合計請求点数を記入する

㉓＋㉔＋㉕＋㉖＋㉘＋㉙＋㉚＝㉛

今回は、　㉓24+4+24+28+21+㉔90+98+5+㉘45+㉚55＝㉛394

∴394と記入。

下記の完成したレセプトと見比べてみましょう。

調剤報酬明細書

令和　6　年　4　月分

都道府県番号　薬局コード

4 調剤	①社・国　2 公費	3 後期　4 退職	①単独　2 2併　3 3併	②本外　4 六外　6 家外	8 高外一　0 高外7

保険者番号	1 4 0 1 4 5	給付割合	10　9　8　⑦　(　)

被保険者証・被保険者手帳等の記号・番号	1432167・89

公費負担者番号①		公費負担医療の受給者番号①	
公費負担者番号②		公費負担医療の受給者番号②	

氏名	松尾　竜彦	特記事項
	①男　2女　1明　2大　③昭　4平　44・8・8 生	
職務上の事由	1 職務上　2 下船後3月以内　3 通勤災害	

保険薬局の所在地及び名称

保険医療機関の所在地及び名称	横浜市中区関内1-1-1 中山国際クリニック
都道府県番号	1 4
点数表番号	1
医療機関コード	1 4 0 0 0 0 5

保険医氏名	
1. 中山公正	6.
2.	7.
3.	8.
4.	9.
5.	10.

受付回数	
保険	1　回
公費(日)	回
公費(月)	回

医師番号	処方月日	調剤月日	処方　医薬品名・規格・用量・剤形・用法	単位薬剤料	調剤数量	調剤報酬点数　薬剤調製料／調剤管理料	薬剤料	加算料	公費分点数
1	4・13	4・13	「内服」 セフゾンカプセル100mg　3C 1日3回　毎食後	18	5	24点 4点	90点	点	点
1	4・13	4・13	「内服」 プレタールOD錠100mg　2T 1日2回　朝・夕食後	7	14	24 28	98		
1	4・13	4・13	「屯服」 ロキソニン錠60mg　1T 1回1錠 5回分 38.5℃以上時使用 服用後6h以上あける	5	1	21 0	5		

摘要		※高額療養費　円 ※公費負担点数　円 ※公費負担点数　円

	請求　点	※決定　点	一部負担金額　円	調剤基本料　点	時間外等加算　点	薬学管理料　点
保険	394		減額　割(円)免除・支払猶予	基A 45		薬A 1 特管Aイ 1 55
公費①	点	※　点	円	点	点	点
公費②	点	※　点	円	点	点	点

第7章

実践力アップ！練習問題に挑戦してみよう

〈練習問題と解答〉

※指導内容はすべて薬剤服用歴の記録に記載し、必要事項について手帳にも記載したこととします。
※巻末の調剤報酬明細書をコピーして、練習問題の解答用紙としてお使い下さい。

練習問題　1-①

問１　次の算定条件で調剤録を作成しなさい。（下の空欄に記入して下さい）

算定条件　１．調剤基本料１を算定する薬局
　　　　　　施設基準適合届出の保険薬局
　　　　２．薬剤服用歴管理指導料1を算定
　　　　３．患者は56歳
　　　　４．ハルシオン(0.25)２錠を１W服用後、ハルシオン(0.25)１錠を１W服用する。(※１W＝１週間)
　　　　５．患者負担金欄に徴収金額を記載すること。
　　　　　（一般１割負担）

Rp）①ハルシオン0.25mg錠　２T
　　　分１　就寝前服用　７TD
　　②ハルシオン0.25mg錠　１T
　　　分１　就寝前服用　７TD
　　③ボルタレン錠25mg　１錠　５P
　　　疼痛時１回　１錠服用

	薬剤料	調剤数量	薬剤料計	薬剤調製料	調剤管理料	加算	小計	調剤基本料	薬学管理料
薬局記載事項									
								合計点数	患者負担金

練習問題　1-②

問２　次の算定条件で調剤録を作成しなさい。（下の空欄に記入して下さい）

算定条件　１．調剤基本料１を算定する薬局
　　　　　　施設基準適合届出の保険薬局
　　　　　２．薬剤服用歴管理指導料1を算定
　　　　　３．患者は2歳5ヶ月、社保家族
　　　　　４．Rp②に単シロップ5mL添加して計量混合調剤
　　　　　５．患者負担金欄に徴収金額を記載すること。

Rp）①ケフラール細粒小児用100mg　3.0g
　　　分3　毎食後服用　3日分
　　②ムコダインシロップ5％　6mL
　　　メジコン配合シロップ　6mL
　　　ポララミンシロップ0.04％　3mL
　　　分3　毎食後服用　3日分
　　③ネリゾナ軟膏0.1％　15g
　　　背部　1日数回塗布

	薬剤料	調剤数量	薬剤料計	薬剤調製料	調剤管理料	加算	小計	調剤基本料	薬学管理料
薬局記載事項									
								合計点数	患者負担金

練習問題　1-③

問3　次の算定条件で、処方せんの調剤録とレセプトを作成しなさい。

※解答の作成条件は次のとおりとする。

1．調剤基本料１を算定する保険薬局である。

2．薬剤服用歴管理指導料1を算定

3．調剤録の患者負担金欄に徴収金額を記載すること。

4．テオドール錠50mgは今回新たに処方、薬剤師による服薬指導あり。

開局時間	月曜～土曜　午前9時～午後6時
休業日	日曜、祝日
麻薬小売業者番号	第19-○○○号

（調剤録は、問 3-1、問 3-2の処方せん下の空欄に記入してください。レセプトの作成は、222ページのものを拡大してお使いください）

処方箋

（この処方箋は、どの薬局でも有効です。）

(問3－1)

公費負担者番号		保険者番号	0 6 2 7 1 3 4 0
公費負担医療の受給者番号		被保険者証・被保険者手帳の記号・番号	1 2 3 ・ 4 5 6

患者	氏名	佐竹　潤子　　　殿		
	生年月日	明 大 昭 平　41 年 4 月 18 日	男・女	
	区分	被保険者	被扶養者	

保険医療機関の所在地及び名称	大阪市中央区○－○－○ 川口病院
電話番号	06－6×××－××××
保険医氏名	（循環器科）川口英一

都道府県番号			点数表番号		医療機関コード							
	2	7		1		2	7	0	0	0	0	1

交付年月日	令和 6年 4月 11日	処方箋の使用期間	令和　　年　　月　　日	特に記載のある場合を除き、交付の日を含めて4日以内に保険薬局に提出すること。

処方

変更不可

（個々の処方薬について、後発医薬品（ジェネリック医薬品）への変更に差し支えがあると判断した場合には、「変更不可」欄に「✓」又は「×」を記載し、「保険医署名」欄に署名又は記名・押印すること。）

Rp）メチルドパ錠　250mg　　3T
分3　毎食後服用　　28日
テオドール錠50mg　　2T
ヘルベッサーRカプセル100mg　　2C
分2　朝夕　食後服用　　21日
※一包化する

備考

保険医署名（「変更不可」欄に「✓」又は「×」を記載した場合は、署名又は記名・押印すること。）

保険薬局が調剤時に残薬を確認した場合の対応(特に指示がある場合は「レ」又は「×」を記載すること。)
□保険医療機関へ疑義照会した上で調剤　　□保険医療機関へ情報提供

調剤済年月日	令和 6年 4月 11日	公費負担者番号	
保険薬局の所在地及び名称 保険薬剤師氏名	印	公費負担医療の受給者番号	

薬局で記載のこと

薬局記載事項	薬剤料	調剤数量	薬剤料計	薬剤調製料	調剤管理料	加算	小計	調剤基本料	薬学管理料
								合計点数	患者負担金

処方箋

（この処方箋は、どの薬局でも有効です。）

(問3－2)

公費負担者番号		保険者番号	0 6 2 7 1 3 4 0
公費負担医療の受給者番号		被保険者証・被保険者手帳の記号・番号	123・456

患者	氏名	佐竹　潤子　殿		
	生年月日	明・大・昭・平 41 年 4 月 18 日	男・女	
	区分	被保険者	被扶養者	

保険医療機関の所在地及び名称　大阪市中央区○－○－○　川口病院

電話番号　06－6×××－××××

保険医氏名　（循環器科）川口英子

都道府県番号	2	7	点数表番号	1	医療機関コード	2	7	0	0	0	0	1

交付年月日	令和 6 年 4月 19日	処方箋の使用期間	令和　年　月　日	特に記載のある場合を除き、交付の日を含めて4日以内に保険薬局に提出すること。

処方

変更不可

（個々の処方薬について、後発医薬品（ジェネリック医薬品）への変更に差し支えがあると判断した場合には、「変更不可」欄に「✓」又は「×」を記載し、「保険医署名」欄に署名又は記名・押印すること。）

Rp）①ケフラールカプセル250mg　3C

分3　毎食後服用　3TD

②クレマスチンドライシロップ0.1%「あゆみ」　1.0g

リン酸コデイン散1%「ホエイ」　2.0g

メジコン散10%　1.0g

キョーリンAP2配合顆粒　2.0g

分3　毎食後服用　3TD

Rp②は計量混合調剤する。

備考

保険医署名（「変更不可」欄に「✓」又は「×」を記載した場合は、署名又は記名・押印すること。）

日曜日　AM10:00緊急受付

保険薬局が調剤時に残薬を確認した場合の対応(特に指示がある場合は「レ」又は「×」を記載すること。)

□保険医療機関へ疑義照会した上で調剤　□保険医療機関へ情報提供

調剤済年月日	令和 6 年 4月 19日	公費負担者番号	
保険薬局の所在地及び名称 保険薬剤師氏名	印	公費負担医療の受給者番号	

薬局で記載のこと

薬局記載事項	薬剤料	調剤数量	薬剤料計	薬剤調製料	調剤管理料	加算	小計	調剤基本料	薬学管理料
								合計点数	患者負担金

薬価基準抜粋

※ (後)は、後発医薬品であることを表しています。

●内用薬

品　名	規格・単位	薬　価	備　考
キョーリンAP2配合顆粒	1g	10.30	鎮痛剤
(局)ケフラール細粒小児用100mg	100mg1g	44.3	セフェム系抗生物質
(局)ケフラールカプセル250mg	250mg1カプセル	54.7	セフェム系抗生物質
(局)単シロップ	10mL	6.00	矯味剤
テオドール錠50mg	50mg1錠	5.9	気管支拡張剤（テオフィリン）
(後)(劇)クレマスチンドライシロップ0.1%「あゆみ」	0.1%1g	7.40	持続性抗ヒスタミン剤
(向)ハルシオン0.25mg錠	0.25mg1錠	8.80	睡眠導入剤
ヘルベッサーRカプセル100mg	100mg1カプセル	18.10	持続性Ca拮抗剤
ポララミンシロップ0.04%	0.04%10mL	16.00	抗ヒスタミン剤
(劇)ボルタレン錠25mg	25mg1錠	7.90	消炎鎮痛剤
ムコダインシロップ5%	5%1mL	6.1	気道粘液調整・粘膜正常化剤
(劇)メジコン散 10%	10%1g	18.70	鎮咳剤
メジコン配合シロップ	10mL	17.30	鎮咳去痰剤
(局)メチルドパ錠	250mg1錠	16.50	血圧降下剤
(局)(劇) リン酸コデイン散1%「ホエイ」	1%1g	8.50	鎮咳去痰剤

●外用薬

品　名	規格・単位	薬　価	備　考
(劇)ネリゾナ軟膏0.1%	0.1% 1 g	17.50	外用合成副腎皮質ホルモン剤

練習問題　1-解答

問1

薬局記載事項	薬剤料	調剤数量	薬剤料計	薬剤調製料	薬剤管理料	加算	小計
	2	7	14	24	28	向 8	74
	1	7	7	0	0		7
	4	1	4	21	0		25

調剤基本料	薬学管理料
45	45
合計点数	患者負担金
196	200

問2

薬局記載事項	薬剤料	調剤数量	薬剤料計	薬剤調製料	薬剤管理料	加算	小計
	13	3	39	24	4		67
	5	3	15	24	4	計 35	78
	26	1	26	10	0		36

調剤基本料	薬学管理料
45	57
合計点数	患者負担金
283	570

問3-1

薬局記載事項	薬剤料	調剤数量	薬剤料計	薬剤調製料	薬剤管理料	加算	小計
	5	28	140	24	50		214
	5	21	105	24	50	支B 102	281

調剤基本料	薬学管理料
45	55
合計点数	患者負担金
595	1790

問3-2

薬局記載事項	薬剤料	調剤数量	薬剤料計	薬剤調製料	薬剤管理料	加算	小計
	23	3	69	24	4	薬休 調休 40 計 45	182

調剤基本料	薬学管理料
108	45
合計点数	患者負担金
335	1010

問 3-1,問 3-2解答

調剤報酬明細書

令和 6 年 4 月分

都道府県番号　薬局コード

4 調剤	①社・国	3 後期	①単独	2 本外	8 高外一
	2 公費	4 退職	2 2併	4 六外	
			3 3併	⑥家外	0 高外7

保険者番号　0 6 2 7 1 3 4 0　給付割合 10 9 8 7 ( )

公費負担者番号①　公費負担医療の受給者番号①

公費負担者番号②　公費負担医療の受給者番号②

被保険者証・被保険者手帳等の記号・番号　123・456

氏名　佐竹　潤子

1男　②女　1明　2大　③昭　4平　41・4・18　生

職務上の事由　1 職務上　2 下船後3月以内　3 通勤災害

特記事項

保険薬局の所在地及び名称　麻:第19－000号

保険医療機関の所在地及び名称　大阪市中央区○-○-○　川口病院

都道府県番号 2 7　点数表番号 1　医療機関コード 2 7 0 0 0 0 1

保険医氏名
1. 川口英一　6.
2. 川口英子　7.
3.　8.
4.　9.
5.　10.

受付回数　保険 2 回　公費① 回　公費② 回

医師番号	処方月日	調剤月日	処方 医薬品名・規格・用量・剤形・用法	単位薬剤料	調剤数量	調剤報酬点数 薬剤調製料 調剤管理料	薬剤料	加算料	公費分点数
1	4・11	4・11	「内服」 メチルドパ錠　250mg　3T 1日3回　毎食後	5点	28	24点 50点	140点	点	点
1	4・11	4・11	「内服」 テオドール錠50mg　2T ヘルベッサーRカプセル100mg　2C 1日2回　朝夕食後	5	21	24 50	105	[支B] 102	
2	4・19	4・19	「内服」 ケフラールカプセル250mg　3C クレマスチンドライシロップ0.1%「日医工」　1g リン酸コデイン散1%「イワキ」1%　2g メジコン散10%　1g キョーリンAP2配合顆粒　2g 1日3回　毎食後	23	3	24 4	69	[薬休] 40 [調休] [計] 45	

摘要　4/19　休日受付調剤

※高額療養費　円
※公費負担点数　円
※公費負担点数　円

	請求 点	※決定 点	一部負担金額 円	調剤基本料 点	時間外等加算 点	薬学管理料 点
保険	930		減額　割(円)免除・支払猶予	[基A] 90	[休] 63	[薬A] 2 [特管Aイ] 1 100
公費①	点	※ 点	円	点	点	点
公費②	点	※ 点	円	点	点	点

拡大コピーして、練習問題の解答用紙としてお使い下さい!

様式第五

○調剤報酬明細書

令和　年　月分

都道府県番号　薬局コード

4	1 社·国	3 後期	1 単独	2 本外	8 高外一
調剤	2 公費	4 退職	2 2併	4 六外	
			3 3併	6 家外	0 高外7

公費負担者番号①	公費負担医療の受給者番号①
公費負担者番号②	公費負担医療の受給者番号②

保険者番号		給付割合 10 9 8 7 ( )
被保険者証·被保険者手帳等の記号·番号		

氏名	1男 2女 1明 2大 3昭 4平 ・ ・ 生	特記事項
職務上の事由	1 職務上 2 下船後3月以内 3 通勤災害	

保険薬局の所在地及び名称

保険医療機関の所在地及び名称		保険医氏名	1. 6. 2. 7. 3. 8. 4. 9. 5. 10.
都道府県番号	点数表番号	医療機関コード	

受付回数	
保険	回
公費①	回
公費②	回

医師番号	処方月日	調剤月日	処方 医薬品名·規格·用量·剤形·用法	処方 単位薬剤料	調剤数量	調剤報酬点数 薬剤調製料 薬剤管理料	調剤報酬点数 薬剤料	調剤報酬点数 加算料	公費分点数
	・	・		点		点	点	点	点
	・	・							
	・	・							
	・	・							
	・	・							
	・	・							
	・	・							
	・	・							
	・	・							
	・	・							
	・	・							
	・	・							
	・	・							
	・	・							
	・	・							
	・	・							
	・	・							
	・	・							
	・	・							
	・	・							
	・	・							
	・	・							
	・	・							
	・	・							
	・	・							

摘要		※高額療養費　円
		※公費負担点数　円
		※公費負担点数　円

	請求	※決定	一部負担金額	調剤基本料	時間外等加算	薬学管理料
保険	点	点	円 減額　割(円)免除·支払猶予	点	点	点
公費①	点	※　点	円	点	点	点
公費2	点	※　点	円	点	点	点

備考　1.この用紙は、日本工業規格A列4番とすること。
2.※印の欄は、記入しないこと。

検定試験のご案内

調剤事務検定試験に
ついての詳細は以下まで
お問い合わせください

↓

連絡先

一般社団法人日本診療報酬調査会

↓

http://www.j-medical.org

水口錠二（みずぐち・じょうじ）

1968年大阪府生まれ。医療コンサルタント。一般社団法人日本医療報酬調査会理事。医療機関勤務、医療系教育機関の事務局長を経て、独立。現在は医療コンサルタントとして活躍。医療事務等の検定試験もおこなっている。大学、専門学校等の多くの高等教育機関等で医療経営・医療法規に関する講義をおこなっている。また、医療機関の請求指導・業務改善、調査等のコンサルティング業務、書籍・雑誌等への執筆、講演、テレビ・ラジオのコメンテーターとしても活動中。主な著書は、『夢を叶える「医療事務のしごと」超入門』（ぱる出版刊）、『賢者のためのCOPDバイブル』（幻冬舎刊）、『医者代クスリ代が半分になる方法』（ゴマブックス刊）、『よくわかる診療報酬算定の実務』『診療報酬算定の実務』（一般社団法人 日本医療報酬調査会刊）など多数。

◎趣味：ゴルフ

◎好きな食べ物：焼肉

〈連絡先〉
〒659-0013　兵庫県芦屋市岩園町23-45 シャトル岩園203号
一般社団法人 日本医療報酬調査会
TEL　0797-61-8701　　http://www.j-medical.org
※質問指導はおこなっておりません。

【最新《さいしん》2024年版《ねんばん》】
いちばんやさしい 調《ちょう》剤《ざい》報《ほう》酬《しゅう》請《せい》求《きゅう》事《じ》務《む》 超入門《ちょうにゅうもん》

2024年７月16日　初版発行

著　者　　水《みず》　口《ぐち》　錠《じょう》　二《じ》
発行者　　和　田　智　明
発行所　　株式会社　ぱる出版
〒160-0011　東京都新宿区若葉１-９-16
03(3353)2835－代表
03(3353)2826－FAX
印刷・製本　中央精版印刷(株)
本書籍に関するお問い合わせ、ご連絡は下記にて承ります。
https://www.pal-pub.jp/contact

ISBN978-4-8272-1457-4　C2047